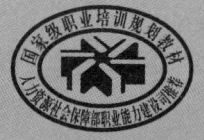
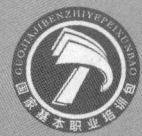

国家职业技能等级认定培训教程
国家基本职业培训包教材资源

眼镜定配工

（基础知识）

编审委员会

主　任	吴礼舵	张　斌				
副主任	刘文彬	葛　玮				
委　员	葛恒双	赵　欢	王小兵	张灵芝	刘永澎	吕红文	张晓燕
	贾成千	高　文	瞿伟洁			

本书编审人员

主　编	黎莞萍	邱新兰				
编　者	黎莞萍	邱新兰	刘多宁	任文雅	王海英	党艳霞	周俊文
	何志聪	林培任	邱海昌	龙平辉		
审　稿	齐　备	秦英瑞	阚　震			

中国人力资源和社会保障出版集团

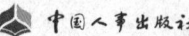

图书在版编目（CIP）数据

眼镜定配工：基础知识 / 中国就业培训技术指导中心组织编写. -- 北京：中国劳动社会保障出版社：中国人事出版社，2021
国家职业技能等级认定培训教程
ISBN 978-7-5167-3896-2

Ⅰ.①眼… Ⅱ.①中… Ⅲ.①眼镜检法-职业技能-鉴定-教材 Ⅳ.①R778.2

中国版本图书馆 CIP 数据核字（2021）第 142945 号

中国劳动社会保障出版社
中国人事出版社　　出版发行

（北京市惠新东街 1 号　邮政编码：100029）

*

三河市华骏印务包装有限公司印刷装订　　新华书店经销

787 毫米 × 1092 毫米　16 开本　14.75 印张　239 千字
2021 年 8 月第 1 版　　2023 年 5 月第 2 次印刷
定价：45.00 元

营销中心电话：400-606-6496
出版社网址：http://www.class.com.cn

版权专有　　侵权必究

如有印装差错，请与本社联系调换：(010) 81211666
我社将与版权执法机关配合，大力打击盗印、销售和使用盗版图书活动，敬请广大读者协助举报，经查实将给予举报者奖励。
举报电话：(010) 64954652

前　言

为加快建立劳动者终身职业技能培训制度，大力实施职业技能提升行动，全面推行职业技能等级制度，推进技能人才评价制度改革，促进国家基本职业培训包制度与职业技能等级认定制度的有效衔接，进一步规范培训管理，提高培训质量，中国就业培训技术指导中心组织有关专家在《眼镜定配工国家职业技能标准（2018年版）》（以下简称《标准》）制定工作基础上，编写了眼镜定配工国家职业技能等级认定培训教程（以下简称等级教程）。

眼镜定配工等级教程紧贴《标准》要求编写，内容上突出职业能力优先的编写原则，结构上按照职业功能模块分级别编写。该等级教程共包括《眼镜定配工（基础知识）》《眼镜定配工（初级）》《眼镜定配工（中级）》《眼镜定配工（高级）》《眼镜定配工（技师）》5本。《眼镜定配工（基础知识）》是各级别眼镜定配工均需掌握的基础知识，其他各级别教程内容分别包括各级别眼镜定配工应掌握的理论知识和操作技能。

本书是眼镜定配工等级教程中的一本，是职业技能等级认定推荐教程，也是职业技能等级认定题库开发的重要依据，已纳入国家基本职业培训包教材资源，适用于职业技能等级认定培训和中短期职业技能培训。

本书在编写过程中得到中国眼镜协会、广州市财经商贸职业学校、天津职业大学、广州市苏明达光学有限公司、三井化学（中国）管理有限公司等单位的大力支持与协助，在此一并表示衷心感谢。

中国就业培训技术指导中心

目 录 CONTENTS

培训模块一　职业道德与相关法律法规知识 ······ 1
　培训项目1　职业道德与职业守则 ······ 3
　培训项目2　相关法律法规知识 ······ 6

培训模块二　眼科基础知识 ······ 25
　培训项目1　眼球的解剖和生理 ······ 27
　培训项目2　视路及瞳孔反射径路 ······ 40
　培训项目3　眼附属器的解剖和生理 ······ 43
　培训项目4　常见眼病 ······ 51

培训模块三　光学基础知识 ······ 55
　培训项目1　光的性质与传播 ······ 57
　培训项目2　几何光学知识 ······ 61

培训模块四　眼镜光学知识 ······ 75
　培训项目1　常用眼镜片 ······ 77
　培训项目2　戴镜效果与镜片设计 ······ 90
　培训项目3　多焦镜片与特殊镜片 ······ 103

培训模块五　眼屈光学知识 ······ 115
　培训项目1　眼生理光学 ······ 117
　培训项目2　调节与集合 ······ 124
　培训项目3　屈光不正 ······ 138

培训模块六　眼镜商品知识 ······ 155
　培训项目1　眼镜片 ······ 157

培训项目2　眼镜架……………………………………………………………………173
培训项目3　接触镜……………………………………………………………………182
培训项目4　眼镜商品销售……………………………………………………………191

培训模块七　眼镜加工工艺基础知识……………………………………………205
培训项目1　机械基础知识……………………………………………………………207
培训项目2　眼镜架制造工艺概述……………………………………………………219
培训项目3　眼镜片制造工艺概述……………………………………………………223

参考文献……………………………………………………………………………227

培训模块 一
职业道德与相关法律法规知识

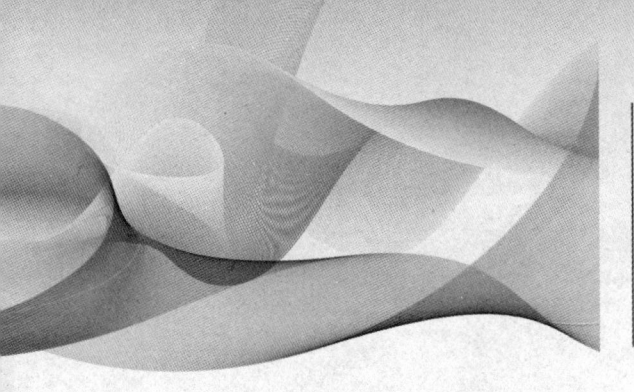

内容结构图

职业道德与相关法律法规知识
- 职业道德与职业守则
  - 职业道德的概念
  - 职业道德的特点
  - 职业道德的社会作用
  - 社会主义职业道德的基本内容
  - 培养社会主义职业道德的重要意义
  - 眼镜定配工职业守则
- 相关法律法规知识
  - 《中华人民共和国劳动法》相关知识
  - 《中华人民共和国产品质量法》相关知识
  - 《中华人民共和国计量法》相关知识
  - 《中华人民共和国消费者权益保护法》相关知识
  - 《医疗器械监督管理条例》相关知识

培训项目 1

职业道德与职业守则

一、职业道德的概念

职业道德就是与人们的职业活动紧密联系的、符合职业特点要求的道德准则、道德情操与道德品质的总和。要理解职业道德需要掌握以下四个方面：

1. 职业道德的内容

职业道德往往表现为某一职业特有的道德传统和道德习惯，表现为从事某一职业的人们所特有的道德心理和道德品质，甚至造成从事不同职业的人们在道德表现上的差异。如人们常说某人有"军人作风""学究气"。

2. 职业道德的表现形式

职业道德的表现形式往往比较具体、灵活和多样。它总是从本职业交流活动的实际出发，采用制度、守则、公约、承诺、誓言、条例，以及标语口号等形式。这些灵活的形式既易于从业人员接受和实行，也易于形成一种职业的道德习惯。

3. 职业道德调节的范围

职业道德一方面用来调节从业人员内部关系，加强职业、行业内部人员的凝聚力；另一方面用来调节从业人员与其服务对象之间的关系，塑造本职业从业人员的形象。

4. 职业道德产生的效果

职业道德虽然是在特定的职业生活中形成的，但它绝不是离开社会道德而独立存在的道德类型。职业道德与职业要求和职业生活结合，具有较强的稳定性和连续性，能够形成比较稳定的职业心理和职业习惯，从而很大程度地改变人们在学习、生活中所形成的品行，影响社会道德主体风貌。

二、职业道德的特点

1. 职业道德具有适用范围的有限性

由于各种职业的职责和义务不同,从而形成各自特定职业道德的具体规范。

2. 职业道德具有发展的历史继承性

职业具有不断发展和世代延续的特征,如"有教无类""诲人不倦",从古至今始终是教师的职业道德。

3. 职业道德表达形式多种多样

由于各种职业的道德要求都较为具体、细致,因此其表达形式多种多样。

4. 职业道德兼有强烈的纪律性

职业道德有时以制度、章程、条例的形式表达,让从业人员认识到职业道德具有纪律性。

三、职业道德的社会作用

1. 调节职业交往中从业人员内部以及从业人员与服务对象间的关系。
2. 有助于维护和提高本行业的信誉。
3. 促进本行业的发展。
4. 有助于提高全社会的道德水平。

四、社会主义职业道德的基本内容

社会主义职业道德基本规范包含五个方面的内容:爱岗敬业、诚实守信、办事公道、热情服务、奉献社会。

五、培养社会主义职业道德的重要意义

1. 促进行业兴旺发达

一个行业的职业道德状况,将直接影响本行业的社会信誉和经济效益,它往往通过每个从业人员的职业道德修养程度来表现。从这个意义上说,每个从业人员都是本行业的代表。因此,从业人员加强职业道德修养是维护本行业在社会中的道德信誉,促进本行业兴旺发达的必要条件。

2. 调整和建立新型人际关系

社会主义道德建设的基本任务,是在全社会形成团结互助、平等友爱、共同

前进的人际关系。在社会主义社会,人人都是服务对象,人人都为他人服务,各行各业的职业道德状况将对整个社会的道德水平产生很大影响。

3. 做好本职工作

职业道德修养的高低,直接影响从业人员本职工作完成的好坏。只有职业道德水平高的从业人员才有强烈的事业心和崇高的使命感,才能出色地完成工作。

4. 实现人的全面发展

各行各业的从业人员要想实现自己的全面发展,就必须加强社会主义职业道德修养,"多才少德"或"有才无德"都是不可取的。

六、眼镜定配工职业守则

1. 遵纪守法,敬业爱岗

眼镜定配工应遵守国家的有关法律法规和从业单位的规章制度,热爱眼镜验光配镜工作,把维护和增进人类视觉健康作为自己毕生追求的事业,为我国验光配镜行业的发展作出贡献。

2. 工作认真负责,自觉履行职责

眼镜定配工是企业第一线的专业技术人员,要具有高度的工作责任感,尽职尽责地完成本职工作,始终把产品质量放在第一位,为企业生存发展作出贡献。

3. 文明礼貌,热情待客,全心全意为顾客服务

眼镜定配属于商业服务性工作,开始于顾客提出要求,结束于满足顾客要求。对待顾客要礼貌热情、亲切诚恳,要想办法为顾客解决困难,为顾客提供无微不至的服务。

4. 刻苦学习,勤奋钻研

眼睛是非常重要的感觉器官,验光配镜需要掌握多门学科知识和验光配镜专业技能。只有以认真负责的态度,刻苦钻研业务,精通配镜技术,不断进取,才能跟上眼镜市场的快速发展。

5. 谦虚谨慎,团结协作,主动配合

虚心听取他人意见,具有良好的团队意识,善于与人共事,团结合作,创造和谐的工作氛围。

6. 遵守操作规程,爱护仪器设备

熟悉各种仪器设备的操作规程,工作中严格按规程操作使用。除了做好日常保养外,还要定期做好仪器设备的维护,降低仪器设备的损耗,保证加工精度,提高工作效率。

培训项目 2

相关法律法规知识

《中华人民共和国劳动法》(以下简称《劳动法》)、《中华人民共和国产品质量法》(以下简称《产品质量法》)、《中华人民共和国计量法》(以下简称《计量法》)、《中华人民共和国消费者权益保护法》(以下简称《消费者权益保护法》)和《医疗器械监督管理条例》是眼镜定配工必须掌握的法律法规,只有充分理解这些法律法规,才能更好地服务社会。

一、《劳动法》相关知识

1.《劳动法》概述

(1)《劳动法》的制定目的

国家为了保护劳动者的合法权益,调整劳动关系,建立和维护适应社会主义市场经济的劳动制度,促进经济发展和社会进步,根据宪法,制定了《劳动法》。

(2)《劳动法》的适用范围

1)在中华人民共和国境内的企业、个体经济组织(以下统称用人单位)和与之形成劳动关系的劳动者,适用《劳动法》。

2)国家机关、事业组织、社会团体和与之建立劳动合同关系的劳动者,依照《劳动法》执行。

2. 劳动者的权利和义务

(1)劳动者享有平等就业和选择职业的权利、取得劳动报酬的权利、休息休假的权利、获得劳动安全卫生保护的权利、接受职业技能培训的权利、享受社会保险和福利的权利、提请劳动争议处理的权利以及法律规定的其他劳动权利。

(2)劳动者应当完成劳动任务,提高职业技能,执行劳动安全卫生规程,遵守劳动纪律和职业道德。

（3）用人单位应当依法建立和完善规章制度，保障劳动者享有劳动权利和履行劳动义务。

（4）国家采取各种措施，促进劳动就业，发展职业教育，制定劳动标准，调节社会收入，完善社会保险，协调劳动关系，逐步提高劳动者的生活水平。

3.《劳动法》的主要内容

（1）促进就业

1）国家通过促进经济和社会发展，创造就业条件，扩大就业机会。国家鼓励企业、事业组织、社会团体在法律、行政法规规定的范围内兴办产业或者拓展经营，增加就业。国家支持劳动者自愿组织起来就业和从事个体经营实现就业。

2）地方各级人民政府应当采取措施，发展多种类型的职业介绍机构，提供就业服务。

3）劳动者就业，不因民族、种族、性别、宗教信仰不同而受歧视。

4）妇女享有与男子平等的就业权利。在录用职工时，除国家规定的不适合妇女的工种或者岗位外，不得以性别为由拒绝录用妇女或者提高对妇女的录用标准。

5）残疾人、少数民族人员、退出现役的军人就业，法律、法规有特别规定的应从其规定。

6）禁止用人单位招用未满十六周岁的未成年人。

（2）劳动合同

1）劳动合同是劳动者与用人单位确立劳动关系、明确双方权利和义务的协议。建立劳动关系应当订立劳动合同。

2）订立和变更劳动合同，应当遵循平等自愿、协商一致的原则，不得违反法律、行政法规的规定。劳动合同依法订立即具有法律约束力，当事人必须履行劳动合同规定的义务。

3）劳动合同应当以书面形式订立，并具备以下条款：劳动合同期限；工作内容；劳动保护和劳动条件；劳动报酬；劳动纪律；劳动合同终止的条件；违反劳动合同的责任。

劳动合同除规定的必备条款外，当事人可以协商约定其他内容。

4）劳动合同的期限分为有固定期限、无固定期限和以完成一定的工作为期限。劳动者在同一用人单位连续工作满十年以上，当事人双方同意续延劳动合同的，如果劳动者提出订立无固定期限的劳动合同，应当订立无固定期限的劳动合同。

5）劳动合同期满或者当事人约定的劳动合同终止条件出现，劳动合同即行终止。

6）劳动者有下列情形之一的，用人单位不得解除劳动合同：

①患职业病或者因工负伤并被确认丧失或者部分丧失劳动能力的。

②患病或者负伤，在规定的医疗期内的。

③女职工在孕期、产期、哺乳期内的。

④法律、行政法规规定的其他情形。

（3）工作时间和休息休假

1）国家实行劳动者每日工作时间不超过八小时、平均每周工作时间不超过四十四小时的工时制度。

2）用人单位应当保证劳动者每周至少休息一日。

3）用人单位在下列节日期间应当依法安排劳动者休假：元旦、春节、国际劳动节、国庆节，以及法律、法规规定的其他休假节日。

（4）工资、劳动安全卫生、女职工和未成年工特殊保护

1）工资分配应当遵循按劳分配原则，实行同工同酬。

2）用人单位必须建立、健全劳动安全卫生制度，严格执行国家劳动安全卫生规程和标准，对劳动者进行劳动安全卫生教育，防止劳动过程中的事故，减少职业危害。

3）国家对女职工和未成年工实行特殊劳动保护。

（5）职业培训

1）国家通过各种途径，采取各种措施，发展职业培训事业，开发劳动者的职业技能，提高劳动者素质，增强劳动者的就业能力和工作能力。

2）各级人民政府应当把发展职业培训纳入社会经济发展的规划，鼓励和支持有条件的企业、事业组织、社会团体和个人进行各种形式的职业培训。

3）用人单位应当建立职业培训制度，按照国家规定提取和使用职业培训经费，根据本单位实际，有计划地对劳动者进行职业培训。从事技术工种的劳动者，上岗前必须经过培训。

4）国家确定职业分类，对规定的职业制定职业技能标准，实行职业资格证书制度，由经备案的考核鉴定机构负责对劳动者实施职业技能考核鉴定。

（6）社会保险和福利

1）国家发展社会保险事业，建立社会保险制度，设立社会保险基金，使劳动者在年老、患病、工伤、失业、生育等情况下获得帮助和补偿。

2）国家发展社会福利事业，兴建公共福利设施，为劳动者休息、休养和疗养提供条件。用人单位应当创造条件，改善集体福利，提高劳动者的福利待遇。

（7）劳动争议

1）用人单位与劳动者发生劳动争议，当事人可以依法申请调解、仲裁、提起诉讼，也可以协商解决。调解原则适用于仲裁和诉讼程序。

2）解决劳动争议，应当根据合法、公正、及时处理的原则，依法维护劳动争议当事人的合法权益。

（8）监督检查

县级以上各级人民政府劳动行政部门依法对用人单位遵守劳动法律、法规的情况进行监督检查，对违反劳动法律、法规的行为有权制止，并责令改正。

二、《产品质量法》相关知识

1.《产品质量法》概述

（1）《产品质量法》的制定目的

为了加强对产品质量的监督管理，提高产品质量水平，明确产品质量责任，保护消费者的合法权益，维护社会经济秩序，制定《产品质量法》。

（2）《产品质量法》的适用范围

在中华人民共和国境内从事产品生产、销售活动，必须遵守《产品质量法》。这里所称产品是指经过加工、制作，用于销售的产品。建设工程不适用《产品质量法》规定；但是，建设工程使用的建筑材料、建筑构配件和设备，属于前面规定的产品范围的，适用《产品质量法》规定。

2. 产品质量的管理

（1）生产者、销售者应当建立健全内部产品质量管理制度，严格实施岗位质量规范、质量责任以及相应的考核办法。

（2）生产者、销售者依照《产品质量法》规定承担产品质量责任。

（3）禁止伪造或者冒用认证标志等质量标志；禁止伪造产品的产地，伪造或者冒用他人的厂名、厂址；禁止在生产、销售的产品中掺杂、掺假，以假充真，以次充好。

（4）国家鼓励推行科学的质量管理方法，采用先进的科学技术，鼓励企业产品质量达到并且超过行业标准、国家标准和国际标准。对产品质量管理先进和产品质量达到国际先进水平、成绩显著的单位和个人，给予奖励。

（5）各级人民政府应当把提高产品质量纳入国民经济和社会发展规划，加强对产品质量工作的统筹规划和组织领导，引导、督促生产者、销售者加强产品质量管理，提高产品质量，组织各有关部门依法采取措施，制止产品生产、销售中违反《产品质量法》规定的行为，保障《产品质量法》的施行。

（6）国务院市场监督管理部门主管全国产品质量监督工作。国务院有关部门在各自的职责范围内负责产品质量监督工作。县级以上地方市场监督管理部门主管本行政区域内的产品质量监督工作。县级以上地方人民政府有关部门在各自的职责范围内负责产品质量监督工作。法律对产品质量的监督部门另有规定的，依照有关法律的规定执行。

（7）各级人民政府工作人员和其他国家机关工作人员不得滥用职权、玩忽职守或者徇私舞弊，包庇、放纵本地区、本系统发生的产品生产、销售中违反《产品质量法》规定的行为，或者阻挠、干预依法对产品生产、销售中违反《产品质量法》规定的行为进行查处。各级地方人民政府和其他国家机关有包庇、放纵产品生产、销售中违反《产品质量法》规定的行为的，依法追究其主要负责人的法律责任。

3. 产品质量的监督

（1）产品质量应当检验合格，不得以不合格产品冒充合格产品。

（2）可能危及人体健康和人身、财产安全的工业产品，必须符合保障人体健康和人身、财产安全的国家标准、行业标准；未制定国家标准、行业标准的，必须符合保障人体健康和人身、财产安全的要求。禁止生产、销售不符合保障人体健康和人身、财产安全的标准和要求的工业产品。

（3）国家根据国际通用的质量管理标准，推行企业质量体系认证制度。国家参照国际先进的产品标准和技术要求，推行产品质量认证制度。

1）企业根据自愿原则，可以向国务院市场监督管理部门认可的或者国务院市场监督管理部门授权的部门认可的认证机构申请企业质量体系认证。经认证合格的，由认证机构颁发企业质量体系认证证书。

2）企业根据自愿原则，可以向国务院市场监督管理部门认可的或者国务院市场监督管理部门授权的部门认可的认证机构申请产品质量认证。经认证合格的，由认证机构颁发产品质量认证证书，准许企业在产品或者其包装上使用产品质量认证标志。

（4）国家对产品质量实行以抽查为主要方式的监督检查制度。

1）抽查产品包括：

①可能危及人体健康和人身、财产安全的产品。

②影响国计民生的重要工业产品。

③消费者、有关组织反映有质量问题的产品。

2）抽查的样品应当在市场上或者企业成品仓库内的待销产品中随机抽取。

3）监督抽查工作由国务院市场监督管理部门规划和组织。县级以上地方市场监督管理部门在本行政区域内也可以组织监督抽查。

4）根据监督抽查的需要，可以对产品进行检验。检验抽取样品的数量不得超过检验的合理需要，并不得向被检查人收取检验费用。监督抽查所需检验费用按照国务院规定列支。

5）生产者、销售者对抽查检验的结果有异议的，可以自收到检验结果之日起十五日内向实施监督抽查的市场监督管理部门或者其上级市场监督管理部门申请复检，由受理复检的市场监督管理部门作出复检结论。

（5）监督抽查的产品质量不合格的，由实施监督抽查的市场监督管理部门责令其生产者、销售者限期改正。逾期不改正的，由省级以上人民政府市场监督管理部门予以公告；公告后经复查仍不合格的，责令停业，限期整顿；整顿期满后经复查产品质量仍不合格的，吊销营业执照。

（6）监督抽查的产品有严重质量问题的，依照《产品质量法》的有关规定处罚。

（7）产品质量检验机构及认证机构

1）产品质量检验机构必须具备相应的检测条件和能力，经省级以上人民政府市场监督管理部门或者其授权的部门考核合格后，方可承担产品质量检验工作。

2）产品质量检验机构、认证机构必须依法按照有关标准，客观、公正地出具检验结果或者认证证明。

3）产品质量认证机构应当依照国家规定对准许使用认证标志的产品进行认证后的跟踪检查；对不符合认证标准而使用认证标志的，要求其改正；情节严重的，取消其使用认证标志的资格。

（8）消费者有权就产品质量问题，向产品的生产者、销售者查询，向市场监督管理部门及有关部门申诉，接受申诉的部门应当负责处理。

（9）保护消费者权益的社会组织可以就消费者反映的产品质量问题建议有关部门负责处理，支持消费者对因产品质量造成的损害向人民法院起诉。

（10）国务院和省、自治区、直辖市人民政府的市场监督管理部门应当定期发布其监督抽查的产品的质量状况公告。

4. 生产者、销售者的产品质量责任和义务

（1）生产者的产品质量责任和义务

生产者应当对其生产的产品质量负责。产品质量应当符合下列要求：

1）不存在危及人身、财产安全的不合理的危险，有保障人体健康和人身、财产安全的国家标准、行业标准的，应当符合该标准。

2）具备产品应当具备的使用性能，但是，对产品存在使用性能的瑕疵作出说明的除外。

3）符合在产品或者其包装上注明采用的产品标准，符合以产品说明、实物样品等方式表明的质量状况。

4）产品或者其包装上的标识必须真实，并符合下列要求：

①有产品质量检验合格证明。

②有中文标明的产品名称、生产厂厂名和厂址。

③根据产品的特点和使用要求，需要标明产品规格、等级、所含主要成分的名称和含量的，用中文相应予以标明；需要事先让消费者知晓的，应当在外包装上标明，或者预先向消费者提供有关资料。

④限期使用的产品，应当在显著位置清晰地标明生产日期和安全使用期或者失效日期。

⑤使用不当，容易造成产品本身损坏或者可能危及人身、财产安全的产品，应当有警示标志或者中文警示说明。

⑥裸装的食品和其他根据产品的特点难以附加标识的裸装产品，可以不附加产品标识。

⑦易碎、易燃、易爆、有毒、有腐蚀性、有放射性等危险物品以及储运中不能倒置和有其他特殊要求的产品，其包装质量必须符合相应要求，依照国家有关规定作出警示标志或者中文警示说明，标明储运注意事项。

5）生产者不得生产国家明令淘汰的产品。生产者不得伪造产地，不得伪造或者冒用他人的厂名、厂址。生产者不得伪造或者冒用认证标志等质量标志。生产者生产产品，不得掺杂、掺假，不得以假充真、以次充好，不得以不合格产品冒充合格产品。

（2）销售者的产品质量责任和义务

1）销售者应当建立并执行进货检查验收制度，验明产品合格证明和其他标识。

2）销售者应当采取措施，保持销售产品的质量。

3）销售者不得销售国家明令淘汰并停止销售的产品和失效、变质的产品。

4）销售者销售的产品的标识应当符合《产品质量法》的有关规定。

5）销售者不得伪造产地，不得伪造或者冒用他人的厂名、厂址。

6）销售者不得伪造或者冒用认证标志等质量标志。

7）销售者销售产品，不得掺杂、掺假，不得以假充真、以次充好，不得以不合格产品冒充合格产品。

5. 损害赔偿

（1）售出的产品有下列情形之一的，销售者应当负责修理、更换、退货；给购买产品的消费者造成损失的，销售者应当赔偿损失：

1）不具备产品应当具备的使用性能而事先未作说明的。

2）不符合在产品或者其包装上注明采用的产品标准的。

3）不符合以产品说明、实物样品等方式表明的质量状况的。

（2）销售者依照规定负责修理、更换、退货、赔偿损失后，属于生产者的责任或者属于向销售者提供产品的其他销售者（以下简称供货者）的责任的，销售者有权向生产者、供货者追偿。

（3）销售者未按照规定给予修理、更换、退货或者赔偿损失的，由市场监督管理部门责令改正。

（4）生产者之间，销售者之间，生产者与销售者之间订立的买卖合同、承揽合同有不同约定的，合同当事人按照合同约定执行。

（5）因产品存在缺陷造成人身、缺陷产品以外的其他财产（以下简称他人财产）损害的，生产者应当承担赔偿责任。

（6）由销售者承担赔偿责任的情况有：

1）由于销售者的过错使产品存在缺陷，造成人身、他人财产损害的，销售者应当承担赔偿责任。

2）销售者不能指明缺陷产品的生产者，也不能指明缺陷产品的供货者的，销售者应当承担赔偿责任。

三、《计量法》相关知识

1.《计量法》概述

（1）《计量法》的制定目的

为了加强计量监督管理，保障国家计量单位制的统一和量值的准确可靠，有利于生产、贸易和科学技术的发展，适应社会主义现代化建设的需要，维护国家、人民的利益，制定《计量法》。

（2）《计量法》的适用范围

在中华人民共和国境内，建立计量基准器具、计量标准器具，进行计量检定，制造、修理、销售、使用计量器具，必须遵守《计量法》。

2. 计量单位和计量工作管理

（1）计量单位

国家实行法定计量单位制度。国际单位制计量单位和国家选定的其他计量单位，为国家法定计量单位。国家法定计量单位的名称、符号由国务院公布。因特殊需要采用非法定计量单位的管理办法，由国务院计量行政部门另行制定。

（2）计量工作管理

国务院计量行政部门对全国计量工作实施统一监督管理。县级以上地方人民政府计量行政部门对本行政区域内的计量工作实施监督管理。

3. 计量基准器具、计量标准器具和计量检定

（1）国务院计量行政部门负责建立各种计量基准器具，作为统一全国量值的最高依据。

（2）县级以上地方人民政府计量行政部门根据本地区的需要，建立社会公用计量标准器具，经上级人民政府计量行政部门主持考核合格后使用。

（3）国务院有关主管部门和省、自治区、直辖市人民政府有关主管部门，根据本部门的特殊需要，可以建立本部门使用的计量标准器具，其各项最高计量标准器具经同级人民政府计量行政部门主持考核合格后使用。

（4）企业、事业单位根据需要，可以建立本单位使用的计量标准器具，其各项最高计量标准器具经有关人民政府计量行政部门主持考核合格后使用。

（5）县级以上人民政府计量行政部门对社会公用计量标准器具，部门和企业、事业单位使用的最高计量标准器具，以及用于贸易结算、安全防护、医疗卫生、环境监测方面的列入强制检定目录的工作计量器具，实行强制检定。未按照规定申请检定或者检定不合格的，不得使用。实行强制检定的工作计量器具的目录和管理办法，由国务院制定。对上述规定以外的其他计量标准器具和工作计量器具，使用单位应当自行定期检定或者送其他计量检定机构检定。

（6）计量检定必须按照国家计量检定系统表进行。国家计量检定系统表由国务院计量行政部门制定。计量检定必须执行计量检定规程。国家计量检定规程由国务院计量行政部门制定。没有国家计量检定规程的，由国务院有关主管部门和省、自治区、直辖市人民政府计量行政部门分别制定部门计量检定规程和地方计量检定规程。

（7）计量检定工作应当按照经济合理的原则，就地就近进行。

4．计量器具管理

（1）制造、修理计量器具的企业、事业单位，必须具有与所制造、修理的计量器具相适应的设施、人员和检定仪器设备。

（2）制造计量器具的企业、事业单位生产本单位未生产过的计量器具新产品，必须经省级以上人民政府计量行政部门对其样品的计量性能考核合格，方可投入生产。

（3）任何单位和个人不得违反规定制造、销售和进口非法定计量单位的计量器具。

（4）制造、修理计量器具的企业、事业单位必须对制造、修理的计量器具进行检定，保证产品计量性能合格，并对合格产品出具产品合格证。

（5）使用计量器具不得破坏其准确度，损害国家和消费者的利益。

（6）个体工商户可以制造、修理简易的计量器具。个体工商户制造、修理计量器具的范围和管理办法，由国务院计量行政部门制定。

5．计量监督

（1）县级以上人民政府计量行政部门应当依法对制造、修理、销售、进口和使用计量器具，以及计量检定等相关计量活动进行监督检查。有关单位和个人不得拒绝、阻挠。

（2）县级以上人民政府计量行政部门，根据需要设置计量监督员。计量监督员管理办法，由国务院计量行政部门制定。

（3）县级以上人民政府计量行政部门可以根据需要设置计量检定机构，或者授权其他单位的计量检定机构，执行强制检定和其他检定、测试任务。执行规定的检定、测试任务的人员，必须经考核合格。

（4）处理因计量器具准确度所引起的纠纷，以国家计量基准器具或者社会公用计量标准器具检定的数据为准。

（5）为社会提供公证数据的产品质量检验机构，必须经省级以上人民政府计量行政部门对其计量检定、测试的能力和可靠性考核合格。

6. 法律责任

（1）制造、销售未经考核合格的计量器具新产品的，责令停止制造、销售该种新产品，没收违法所得，可以并处罚款。

（2）制造、修理、销售的计量器具不合格的，没收违法所得，可以并处罚款。

（3）属于强制检定范围的计量器具，未按照规定申请检定或者检定不合格继续使用的，责令停止使用，可以并处罚款。

（4）使用不合格的计量器具或者破坏计量器具准确度，给国家和消费者造成损失的，责令赔偿损失，没收计量器具和违法所得，可以并处罚款。

（5）制造、销售、使用以欺骗消费者为目的的计量器具的，没收计量器具和违法所得，处以罚款；情节严重的，并对个人或者单位直接责任人员依照刑法有关规定追究刑事责任。

（6）违反本法规定，制造、修理、销售的计量器具不合格，造成人身伤亡或者重大财产损失的，依照刑法有关规定，对个人或者单位直接责任人员追究刑事责任。

（7）计量监督人员违法失职，情节严重的，依照刑法有关规定追究刑事责任；情节轻微的，给予行政处分。

（8）《计量法》规定的行政处罚，由县级以上地方人民政府计量行政部门决定。

（9）当事人对行政处罚决定不服的，可以在接到处罚通知之日起十五日内向人民法院起诉；对罚款、没收违法所得的行政处罚决定期满不起诉又不履行的，由作出行政处罚决定的机关申请人民法院强制执行。

四、《消费者权益保护法》相关知识

1.《消费者权益保护法》概述

（1）《消费者权益保护法》的制定目的

《消费者权益保护法》的立法目的是保护消费者的合法权益，维护社会经济秩序，促进社会主义市场经济的健康发展。

（2）《消费者权益保护法》的适用范围

消费者为生活消费需要购买、使用商品或者接受服务，其权益受《消费者权益保护法》保护；经营者为消费者提供其生产、销售的商品或者提供服务，应当遵守《消费者权益保护法》；农民购买、使用直接用于农业生产的生产资料，参照《消费者权益保护法》执行。

(3)《消费者权益保护法》的基本原则

《消费者权益保护法》的基本原则有：自愿、平等、公平、诚实信用的原则，保护消费者的合法权益不受侵害的原则，保护消费者的合法权益是全社会的共同责任的原则。

2. 消费者的权利

《消费者权益保护法》第二章规定了消费者的九项权利，包括：保障安全权、知悉真情权、自主选择权、公平交易权、依法求偿权、依法结社权、求教获知权、维护尊严权、监督批评权。

3. 经营者的义务

经营者的义务是指经营者在向消费者提供商品或者服务过程中依法必须履行的职责。根据《消费者权益保护法》第三章的规定，在保护消费者权益方面，经营者应履行下列义务：

（1）依照法定或约定提供商品和服务的义务。

（2）听取意见和接受监督的义务。

（3）保障人身和财产安全的义务。

（4）提供商品和服务的质量、性能、用途、有效期等信息的义务。

（5）标明真实名称和标记的义务。

（6）出具发票等购货凭证或服务单据的义务。

（7）保证商品和服务质量的义务。

（8）履行"三包"或相应责任的义务。

（9）不得以格式合同等方式单方做出对消费者不利规定的义务。

（10）不得侵犯消费者人格权的义务。

（11）特定领域经营者信息披露的义务。

（12）对收集的消费者个人信息有保障信息安全的义务。

4. 经营者的法律责任

《消费者权益保护法》规定，经营者违反法律义务应当承担的法律责任分三类：民事责任、行政责任和刑事责任。

（1）民事责任

1）经营者提供商品或者服务有下列情形之一的，除《消费者权益保护法》另有规定外，应当依照其他有关法律、法规的规定，承担民事责任：

①商品或者服务存在缺陷。

②不具备商品应当具备的使用性能而出售时未作说明。

③不符合在商品或者其包装上注明采用的商品标准。

④不符合商品说明、实物样品等方式表明的质量状况。

⑤生产国家明令淘汰的商品或者销售失效、变质的商品。

⑥销售的商品数量不足。

⑦服务的内容和费用违反约定。

⑧对消费者提出的修理、重作、更换、退货、补足商品数量、退还货款和服务费用或者赔偿损失的要求，故意拖延或者无理拒绝。

2）根据《消费者权益保护法》规定，经营者侵害了消费者财产权，应当依法承担民事责任。

3）根据《消费者权益保护法》规定，经营者提供的商品或服务侵害了消费者人身权，应当依法承担相应的民事责任。

4）根据《消费者权益保护法》规定，经营者在提供商品或服务中违反约定的义务，应当依法承担违约责任。

（2）行政责任

根据《消费者权益保护法》的规定，经营者违法从事损害消费者利益的经营活动，应受到行政处罚或行政处分。

经营者有下列情形之一，除承担相应的民事责任外，其他有关法律、法规对处罚机关和处罚方式有规定的，依照法律、法规的规定执行；法律、法规未作规定的，由工商行政管理部门或其他有关行政部门责令改正，可以根据情节单处或者并处警告、没收违法所得、处以违法所得一倍以上十倍以下的罚款，没有违法所得的，处以五十万元以下的罚款；情节严重的，责令停业整顿、吊销营业执照。

1）提供的商品或者服务不符合保障人身、财产安全要求。

2）在商品中掺杂、掺假，以假充真，以次充好，或者以不合格商品冒充合格商品。

3）生产国家明令淘汰的商品或者销售失效、变质的商品。

4）伪造商品的产地，伪造或者冒用他人的厂名、厂址，篡改生产日期，伪造或者冒用认证标志等质量标志。

5）销售的商品应当检验、检疫而未检验、检疫或者伪造检验、检疫结果。

6）对商品或者服务作虚假或者引人误解的宣传。

7）拒绝或者拖延有关行政部门责令对缺陷商品或者服务采取停止销售、警示、召回、无害化处理、销毁、停止生产或者服务等措施。

8）对消费者提出的修理、重作、更换、退货、补足商品数量、退还货款和服务费用或者赔偿损失的要求，故意拖延或者无理拒绝。

9）侵害消费者人格尊严、侵犯消费者人身自由或者侵害消费者个人信息依法得到保护的权利。

10）法律、法规规定的对损害消费者权益应当予以处罚的其他情形。

此外，国家机关工作人员有玩忽职守或者包庇经营者侵害消费者合法权益的行为的，由其所在单位或者上级机关给予行政处分。

（3）刑事责任

根据《消费者权益保护法》的规定，经营者有下列行为之一的，应追究其刑事责任：

1）经营者违反《消费者权益保护法》规定提供商品或者服务，侵害消费者合法权益，构成犯罪的。

2）经营者以暴力、威胁等方法阻碍有关行政部门工作人员依法执行职务的。

3）国家机关工作人员玩忽职守或者包庇经营者侵害消费者合法权益，情节严重，构成犯罪的。

5. 消费争议的解决

（1）争议的解决途径

《消费者权益保护法》规定，消费者和经营者发生消费者权益争议的，可以通过以下途径解决：

1）与经营者协商和解。

2）请求消费者协会或者依法成立的其他调解组织调解。

3）向有关行政部门投诉。

4）根据与经营者达成的仲裁协议提请仲裁机构仲裁。

5）向人民法院提起诉讼。

（2）要求赔偿的条件

1）消费者在购买、使用商品时，其合法权益受到损害的，可以向销售者要求赔偿。

2）消费者或者其他受害人因商品缺陷造成人身、财产损害的，可以向销售者要求赔偿，也可以向生产者要求赔偿。

3）消费者在接受服务时，其合法权益受到损害的，可以向服务者要求赔偿。

4）消费者在购买、使用商品或者接受服务时，其合法权益受到损害，因原企业分立、合并的，可以向变更后承受其权利义务的企业要求赔偿。

5）使用他人营业执照的违法经营者提供商品或者服务，损害消费者合法权益的，消费者可以向其要求赔偿，也可以向营业执照的持有人要求赔偿。

6）消费者在展销会、租赁柜台购买商品或者接受服务，其合法权益受到损害的，可以向销售者或者服务者要求赔偿。展销会结束或者柜台租赁期满后，也可以向展销会的举办者、柜台的出租者要求赔偿。

7）消费者通过网络交易平台购买商品或者接受服务，其合法权益受到损害的，可以向销售者或者服务者要求赔偿。

8）消费者因经营者利用虚假广告或者其他虚假宣传方式提供商品或者服务，其合法权益受到损害的，可以向经营者要求赔偿。

6. 消费者合法权益的保护

根据《消费者权益保护法》第四章的规定，国家对消费者合法权益的保护主要体现在：立法机关的保护、行政机关的保护、对违法犯罪行为有惩处权力的国家机关的保护、人民法院的保护。

在保护消费者合法权益方面，各种消费者组织的作用十分重要。为此，《消费者权益保护法》第五章专门对消费者组织作了明文规定：

（1）消费者协会和其他消费者组织是依法成立的对商品和服务进行社会监督的保护消费者合法权益的社会组织。

（2）消费者协会的公益性职责

1）向消费者提供消费信息和咨询服务，提高消费者维护自身合法权益的能力，引导文明、健康、节约资源和保护环境的消费方式。

2）参与制定有关消费者权益的法律、法规、规章和强制性标准。

3）参与有关行政部门对商品和服务的监督、检查。

4）就有关消费者合法权益的问题，向有关部门反映、查询、提出建议。

5）受理消费者的投诉，并对投诉事项进行调查、调解。

6）投诉事项涉及商品和服务质量问题的，可以委托具备资格的鉴定人鉴定，鉴定人应当告知鉴定意见。

7）就损害消费者合法权益的行为，支持受损害的消费者提起诉讼或者依照《消费者权益保护法》提起诉讼。

8）对损害消费者合法权益的行为，通过大众传播媒介予以揭露、批评。

9）消费者组织不得从事商品经营和营利性服务，不得以收取费用或者其他牟取利益的方式向消费者推荐商品和服务。

五、《医疗器械监督管理条例》相关知识

1.《医疗器械监督管理条例》概述

（1）为了保证医疗器械的安全、有效，保障人体健康和生命安全，制定本条例。

（2）在中华人民共和国境内从事医疗器械的研制、生产、经营、使用活动及其监督管理，应当遵守本条例。

（3）国务院食品药品监督管理部门负责全国医疗器械监督管理工作。国务院有关部门在各自的职责范围内负责与医疗器械有关的监督管理工作。县级以上地方人民政府食品药品监督管理部门负责本行政区域的医疗器械监督管理工作。县级以上地方人民政府有关部门在各自的职责范围内负责与医疗器械有关的监督管理工作。国务院食品药品监督管理部门应当配合国务院有关部门，贯彻实施国家医疗器械产业规划和政策。

（4）国家对医疗器械按照风险程度实行分类管理。第一类是风险程度低，实行常规管理可以保证其安全、有效的医疗器械。第二类是具有中度风险，需要严格控制管理以保证其安全、有效的医疗器械。第三类是具有较高风险，需要采取特别措施严格控制管理以保证其安全、有效的医疗器械。评价医疗器械风险程度，应当考虑医疗器械的预期目的、结构特征、使用方法等因素。国务院食品药品监督管理部门负责制定医疗器械的分类规则和分类目录，并根据医疗器械生产、经营、使用情况，及时对医疗器械的风险变化进行分析、评价，对分类目录进行调整。制定、调整分类目录，应当充分听取医疗器械生产经营企业以及使用单位、行业组织的意见，并参考国际医疗器械分类实践。医疗器械分类目录应当向社会公布。

（5）医疗器械的研制应当遵循安全、有效和节约的原则。国家鼓励医疗器械的研究与创新，发挥市场机制的作用，促进医疗器械新技术的推广和应用，推动医疗器械产业的发展。

（6）医疗器械产品应当符合医疗器械强制性国家标准；尚无强制性国家标准的，应当符合医疗器械强制性行业标准。一次性使用的医疗器械目录由国务院食品药品监督管理部门会同国务院卫生计生主管部门制定、调整并公布。重复使用可以保证安全、有效的医疗器械，不列入一次性使用的医疗器械目录。对因设计、

生产工艺、消毒灭菌技术等改进后重复使用可以保证安全、有效的医疗器械，应当调整出一次性使用的医疗器械目录。

（7）医疗器械行业组织应当加强行业自律，推进诚信体系建设，督促企业依法开展生产经营活动，引导企业诚实守信。

2. 医疗器械产品注册与备案

第一类医疗器械实行产品备案管理，第二类、第三类医疗器械实行产品注册管理。对新研制的尚未列入分类目录的医疗器械，申请人可以依照本条例有关第三类医疗器械产品注册的规定直接申请产品注册，也可以依据分类规则判断产品类别并向国务院食品药品监督管理部门申请类别确认后依照本条例的规定申请注册或者进行产品备案。

（1）第一类医疗器械产品备案和申请第二类、第三类医疗器械产品注册，应当提交下列资料：产品风险分析资料，产品技术要求，产品检验报告，临床评价资料，产品说明书及标签样稿，与产品研制、生产有关的质量管理体系文件，证明产品安全、有效所需的其他资料。医疗器械注册申请人、备案人应当对所提交资料的真实性负责。

（2）医疗器械注册证有效期为5年。有效期届满需要延续注册的，应当在有效期届满6个月前向原注册部门提出延续注册的申请。

（3）第一类医疗器械产品备案，不需要进行临床试验。申请第二类、第三类医疗器械产品注册，应当进行临床试验。免于进行临床试验的医疗器械目录由国务院食品药品监督管理部门制定、调整并公布。

3. 医疗器械生产

从事医疗器械生产活动，应当具备下列条件：

（1）有与生产的医疗器械相适应的生产场地、环境条件、生产设备以及专业技术人员。

（2）有对生产的医疗器械进行质量检验的机构或者专职检验人员以及检验设备。

（3）有保证医疗器械质量的管理制度。

（4）有与生产的医疗器械相适应的售后服务能力。

（5）产品研制、生产工艺文件规定的要求。

4. 医疗器械经营与使用

（1）从事医疗器械经营活动，应当有与经营规模和经营范围相适应的经营场所和贮存条件,以及与经营的医疗器械相适应的质量管理制度和质量管理机构或者人员。

(2)医疗器械经营企业、使用单位购进医疗器械,应当查验供货者的资质和医疗器械的合格证明文件,建立进货查验记录制度。从事第二类、第三类医疗器械批发业务以及第三类医疗器械零售业务的经营企业,还应当建立销售记录制度。

(3)医疗器械使用单位对需要定期检查、检验、校准、保养、维护的医疗器械,应当按照产品说明书的要求进行检查、检验、校准、保养、维护并予以记录,及时进行分析、评估,确保医疗器械处于良好状态,保障使用质量;对使用期限长的大型医疗器械,应当逐台建立使用档案,记录其使用、维护、转让、实际使用时间等事项。记录保存期限不得少于医疗器械规定使用期限终止后5年。

5. 不良事件的处理与医疗器械的召回

(1)国家建立医疗器械不良事件监测制度,对医疗器械不良事件及时进行收集、分析、评价、控制。

(2)医疗器械生产经营企业、使用单位应当对所生产经营或者使用的医疗器械开展不良事件监测;发现医疗器械不良事件或者可疑不良事件,应当按照国务院食品药品监督管理部门的规定,向医疗器械不良事件监测技术机构报告。任何单位和个人发现医疗器械不良事件或者可疑不良事件,有权向食品药品监督管理部门或者医疗器械不良事件监测技术机构报告。

(3)医疗器械生产企业发现其生产的医疗器械不符合强制性标准、经注册或者备案的产品技术要求或者存在其他缺陷的,应当立即停止生产,通知相关生产经营企业、使用单位和消费者停止经营和使用,召回已经上市销售的医疗器械,采取补救、销毁等措施,记录相关情况,发布相关信息,并将医疗器械召回和处理情况向食品药品监督管理部门和卫生计生主管部门报告。

6. 监督检查

(1)食品药品监督管理部门应当对医疗器械的注册、备案、生产、经营、使用活动加强监督检查。

(2)对人体造成伤害或者有证据证明可能危害人体健康的医疗器械,食品药品监督管理部门可以采取暂停生产、进口、经营、使用的紧急控制措施。

7. 法律责任

(1)食品药品监督管理部门、卫生计生主管部门及其工作人员应当严格依照本条例规定的处罚种类和幅度,根据违法行为的性质和具体情节行使行政处罚权,具体办法由国务院食品药品监督管理部门、卫生计生主管部门依据各自职责制定。

（2）违反本条例规定，县级以上人民政府食品药品监督管理部门或者其他有关部门不履行医疗器械监督管理职责或者滥用职权、玩忽职守、徇私舞弊的，由监察机关或者任免机关对直接负责的主管人员和其他直接责任人员依法给予警告、记过或者记大过的处分；造成严重后果的，给予降级、撤职或者开除的处分。

（3）违反本条例规定，构成犯罪的，依法追究刑事责任；造成人身、财产或者其他损害的，依法承担赔偿责任。

思考题

1. 什么是职业道德？应该从哪些方面理解和掌握职业道德？
2. 职业道德有哪些特点？
3. 如何理解培养社会主义职业道德的重要意义？
4. 眼镜定配工职业守则的内容有哪些？
5. 试述职业道德对眼镜企业的作用。
6. 《劳动法》制定的目的和依据是什么？
7. 《劳动法》的适用范围是什么？
8. 《劳动法》规定劳动者有哪些权利和义务？
9. 《产品质量法》的制定目的和适用范围是什么？
10. 《产品质量法》中，销售者的产品质量责任和义务的内容有哪些？
11. 《计量法》的制定目的和适用范围是什么？
12. 《计量法》规定我国计量采用什么单位制？计量工作如何管理？
13. 《消费者权益保护法》规定的消费者权利有哪些？
14. 《消费者权益保护法》规定经营者应向消费者履行哪些义务？
15. 简述《医疗器械监督管理条例》的内容。

培训模块 二
眼科基础知识

内容结构图

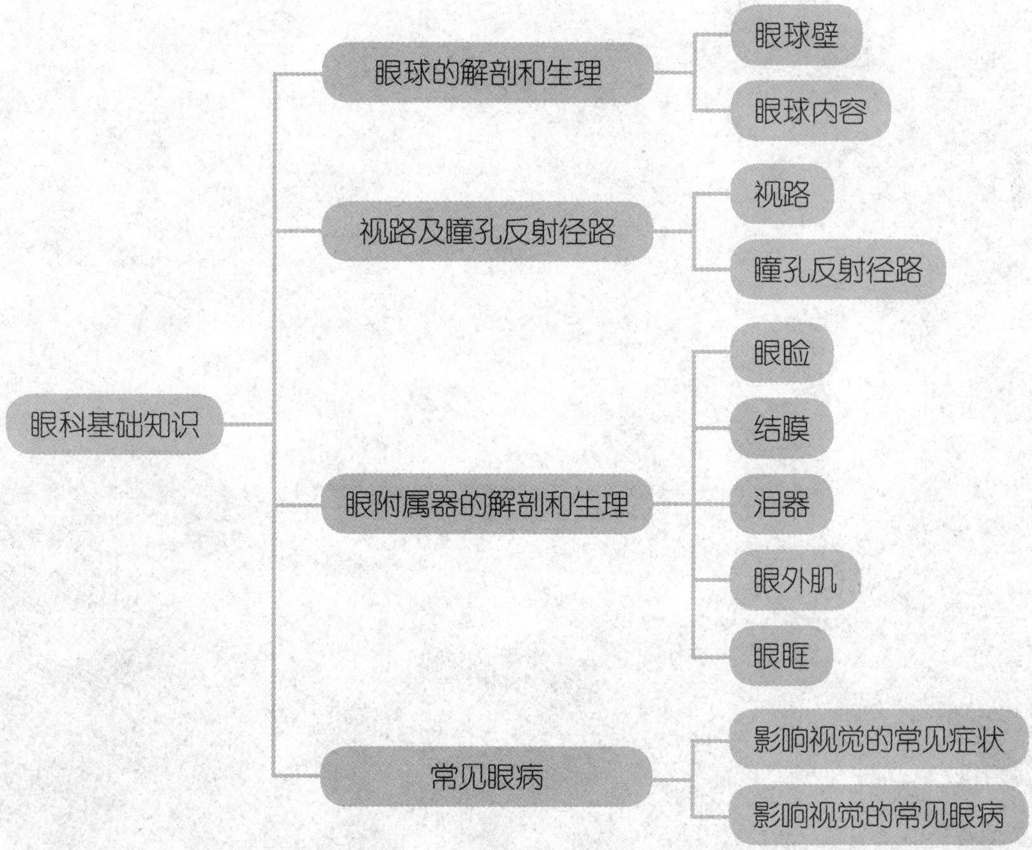

- 眼科基础知识
  - 眼球的解剖和生理
    - 眼球壁
    - 眼球内容
  - 视路及瞳孔反射径路
    - 视路
    - 瞳孔反射径路
  - 眼附属器的解剖和生理
    - 眼睑
    - 结膜
    - 泪器
    - 眼外肌
    - 眼眶
  - 常见眼病
    - 影响视觉的常见症状
    - 影响视觉的常见眼病

眼是视觉器官，包括眼球、视路和眼附属器三部分。

眼球接收外界光信息，经过屈光系统的屈折成像于视网膜上；视路把视觉信息向大脑枕叶视觉中枢传递，完成视觉功能；眼附属器具有保护、运动眼球等作用。

培训项目 1 眼球的解剖和生理

眼球，近似于球形，像两个大小球叠合而成。前面较小部分为角膜，无色透明；其余大部分为巩膜，白色。正常眼球的前后径在出生时约为 16 mm，3 岁时达到 23 mm。成年时前后径平均为 24 mm，垂直径为 23 mm，水平径为 23.5 mm。

眼球位于眼眶前部，大部分受眼眶骨壁保护，周围有眶脂肪垫衬，前面受眼睑保护。

眼球平视正前方时，一般突出于外侧眶缘 12~14 mm。由于人种不同，以及颅骨的发育、眼屈光状态等因素的影响，眼突出度存在个体差异，但是两眼的差别不应超过 2 mm，否则怀疑为病理状态。

眼球由眼球壁和眼球内容两部分组成，如图 2-1 所示。

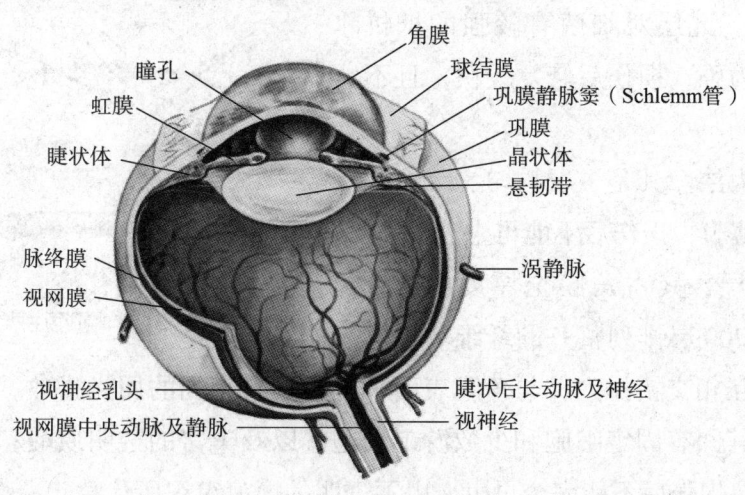

图 2-1 眼球的解剖和生理

一、眼球壁

眼球壁分为三层，外层为纤维膜，中层为葡萄膜或色素膜，内层为视网膜。

1. 外层

外层由坚韧的纤维组织组成，构成眼球完整封闭的外壁，起到保护眼内组织、维持眼球形状的作用。外层分为前后两部分，前 1/6 为透明的角膜，后 5/6 为瓷白色的巩膜，两者移行区为角巩膜缘。

（1）角膜

1）形状。角膜为向前突出的透明组织，呈椭圆形，横径为 11.5～12 mm，垂直径为 10.5～11 mm。在选择软性接触镜时，接触镜的直径应比横径大 1～2 mm。实际上横径和垂直径的测量均以可视虹膜直径为标准。

2）屈光力。角膜的前表面曲率半径约为 7.8 mm，后表面曲率半径约为 6.8 mm。经计算可求得角膜的屈光力为 +43.05 D，占整个眼球屈光力的 70%。角膜的屈光力之所以这么强，一方面是由于角膜屈光面的前后介质的折射率差值大，另一方面是由于角膜的曲率半径较小。测量角膜的曲率半径有助于判断是否存在角膜散光，也有助于确定接触镜的基弧。

3）厚度。角膜中央厚度为 0.5～0.57 mm，从中心向周边逐渐增厚，到周边可达 1 mm。

4）组织学分层（见图 2-2）。角膜由外向内依次分为以下几个部分。

①上皮细胞层。其由 5～6 层鳞状上皮细胞构成。此层对细菌有较强的抵抗力，再生能力强，损伤后修复较快，且不留瘢痕。

②前弹力层。其是一层均匀、无细胞结构的透明薄膜，损伤后不能再生。

③基质层。其占角膜全厚度的 90% 以上，由约 200 层排列整齐的纤维薄板构

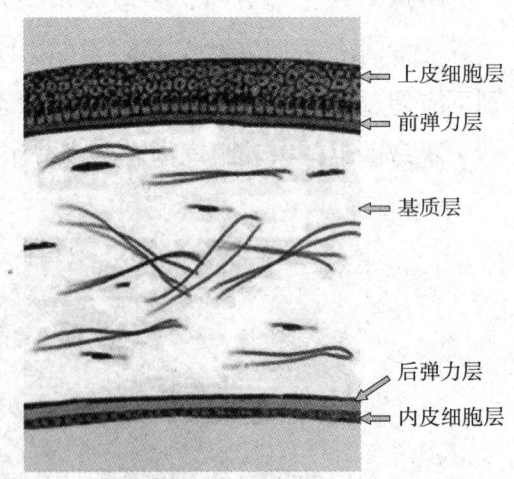

图 2-2　角膜的组织学分层

成。板层间互相交错排列，与角膜表面平行，具有相同的屈光指数。板层由胶原纤维构成，其间有固定细胞和少数游走细胞，以及丰富的透明质酸和一定含量的黏多糖。此层损伤后不能完全再生，由不透明的瘢痕组织所代替。

④后弹力层。其为一层富有弹性的透明薄膜，坚韧，抵抗力较强，损伤后可迅速再生。

⑤内皮细胞层。其紧贴于后弹力层后面，由一层六角形细胞构成，具有角膜-房水屏障功能。损伤后不能再生，常引起基质层水肿，其缺损区依靠邻近的内皮细胞扩展和移行来覆盖。随着年龄的增加，角膜内皮细胞的密度逐渐下降，10多岁时角膜内皮细胞的密度为3 000～4 000个/mm^2。

5）氧气来源。80%来自空气，空气中的氧气溶解于泪液中到达角膜表面；15%来自角巩膜缘血管网；5%来自房水。

6）生理特点。透明性，角膜内无血管，含水量恒定；灵敏性，角膜上皮层含丰富的神经纤维末梢，感觉十分敏锐。

7）功能。屈光成像功能，角膜的屈光力非常强，是屈光系统的重要组成部分；保护功能，角膜与巩膜构成眼球壁外层，且角膜感觉灵敏，能迅速引起关闭眼睑及流泪等反射机制，起到对眼球的保护作用。

（2）巩膜

1）形状及位置。巩膜是眼球壁外层的后5/6部分，质地坚韧，呈瓷白色，由致密交错的纤维组成。巩膜前接角膜，在后部与视神经交接处分为内外两层，外2/3移行于视神经鞘膜，内1/3呈网眼状，称巩膜筛板。此板很薄，视神经纤维由此穿出眼球。巩膜表面被眼球筋膜包裹，前面又被球结膜覆盖，于角巩膜缘处角膜、巩膜和结膜三者结合。儿童的巩膜薄，可透出其内面的葡萄膜颜色呈蓝色；老年人的巩膜由于脂肪的沉积而呈淡黄白色。

2）厚度。巩膜各处的厚度不同。视神经周围最厚，约为1 mm。视神经穿过的筛板处最薄弱，易受眼内压影响。赤道部厚0.4～0.6 mm，在直肌肌腱附着处约为0.3 mm。

3）组织学分层。巩膜由外向内依次分为表层巩膜、巩膜实质层和棕黑层。

4）生理特点。巩膜血管和神经较少，但巩膜表层血管相对要多一些，故较易发生炎症，疼痛症状较明显。深层巩膜炎症则易迁延。

5）功能。巩膜与角膜一同构成眼内容的外屏障，其主要功能为维持眼球外形，保护眼内组织以稳定视力，避光形成暗盒。巩膜同时又是眼外肌的附着处。

（3）角巩膜缘

角巩膜缘为角膜与巩膜的移行区。由于透明的角膜嵌入不透明的巩膜内，并逐渐过渡到巩膜，所以在眼球表面没有一条明确的分界线。一般认为，角巩膜缘前界起于角膜前弹力层止端，后界为后弹力层止端后移 0.75 mm。在外观上，角巩膜缘可见 1 mm 宽的半透明区及 0.75 mm 宽的白色巩膜区，包含小梁网及巩膜静脉窦（也称 Schlemm 管）等重要组织结构。

2. 中层（葡萄膜）

中层由于含有丰富的血管和色素，故又称血管膜、色素膜、葡萄膜。此层由相互衔接的三部分组成，由前到后分别为虹膜、睫状体和脉络膜。

（1）虹膜（见图 2-3）

1）形状及位置。虹膜为圆盘状膜，自睫状体伸展到晶状体前面。眼球的颜色主要由虹膜色素的量决定，色素少则表现为蓝色，色素多则为棕色。

2）解剖学特点。虹膜表面有呈辐射状凹凸不平的皱褶，称为虹膜纹理和隐窝；虹膜的中央有一直径为 2.5～4 mm 的圆孔，称为瞳孔。在自然光线下瞳孔的直径小于 2 mm，称瞳孔缩小，常见的疾病为虹膜睫状体炎；在自然光线下瞳孔的直径大于 6 mm，称瞳孔散大，代表疾病为青光眼。距瞳孔缘约 1.5 mm 的虹膜上有一环形齿轮状的隆起，称为虹膜卷缩轮，将虹膜分为瞳孔区和睫状区。虹膜周边与睫状体连接处为虹膜根部。正常人虹膜后面的色素上皮层可向外翻，在瞳孔缘呈现为一条窄的环形黑色花边。

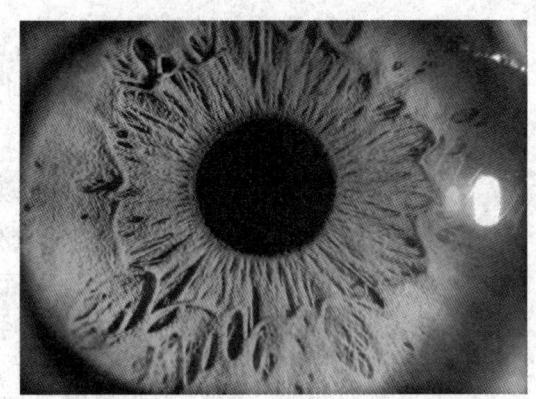

图 2-3　虹膜

3）组织学分层。虹膜的组织结构由前向后分为四层：前表面层、基质与瞳孔括约肌层、前色素上皮与瞳孔开大肌层、后色素上皮层。

4）生理学特点。虹膜内血管丰富，炎症时以渗出为主。虹膜的感觉来源于第 V 脑神经眼神经分支，炎症时可引起疼痛。

5）功能。虹膜有环形的瞳孔括约肌（副交感神经支配）和放射状的瞳孔开大肌（交感神经支配）。根据外界光线的强弱，瞳孔括约肌和瞳孔开大肌两者相互作用，使瞳孔缩小或扩大，调节进入眼内的光线，保证视网膜成像清晰并减少有害光线对视网膜的损伤。瞳孔的大小与年龄、屈光状态、精神状态等因素有关。

（2）睫状体

1）形状及位置。睫状体位于虹膜根部与脉络膜之间，为宽约 6 mm 的环状组织，其矢状面略呈三角形，如图 2-4 所示。

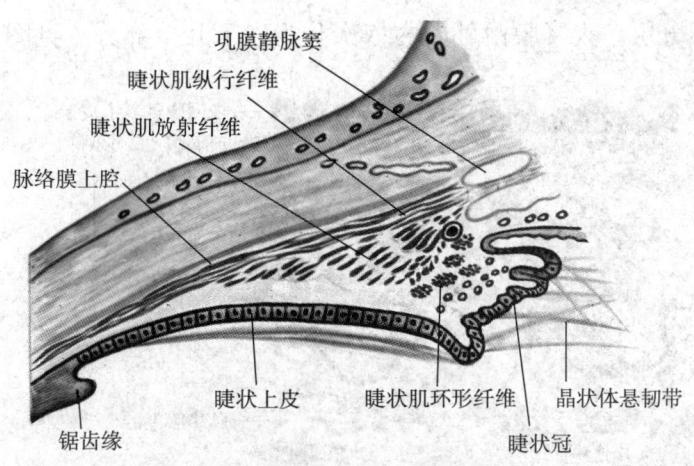

图 2-4　睫状体结构示意图

2）解剖学特点。睫状体前 1/3 较肥厚，称为睫状冠，宽约 2 mm，血管丰富，内表面有 70~80 个纵行放射状突起，称为睫状突；后 2/3 薄而扁平，称为睫状体扁平部或睫状环；扁平部与脉络膜连接处呈锯齿状弯曲，称为锯齿缘，为睫状体的后界；睫状体与晶状体赤道部之间通过纤细的晶状体悬韧带互相连接。

3）组织学分层。从内向外分五部分：无色素睫状上皮、色素上皮、基质、睫状肌和睫状体上腔。睫状肌由纵行、放射和环形三种肌纤维构成。

4）功能。睫状突上皮产生房水，为眼内组织提供营养，并维持眼内压；睫状肌收缩，悬韧带放松，晶状体借助自身的弹性变凸，曲率半径减小，眼屈光系统的屈光力增强，产生调节作用。

(3) 脉络膜

1）形状及位置。脉络膜（见图 2-5）包围整个眼球的后部，前起于锯齿缘，与睫状体扁平部相连，后止于视神经盘周围。脉络膜和巩膜连接疏松，二者之间存在潜在性间隙，称为脉络膜上腔；脉络膜和视网膜色素上皮层则连接紧密。

2）组织学分层。由外向内依次为：脉络膜上组织（构成脉络膜上腔）；血管层，包括大血管层、中血管层和毛细血管层；玻璃膜（Bruch 膜）。

3）生理特点。脉络膜中的血液量为眼球总血液量的 90%，可以营养视网膜色素上皮，黄斑中心凹的血液供应只来自脉络膜的毛细血管。此外，脉络膜还有散热、遮光和暗房作用（含有丰富的色素）。

3. 内层

(1) 视网膜

1）形状及位置。其为一层透明的薄膜，前部始于锯齿缘，后部到视盘。

2）组织学分层。视网膜由外向内依次分为以下几个部分（见图2-6）：

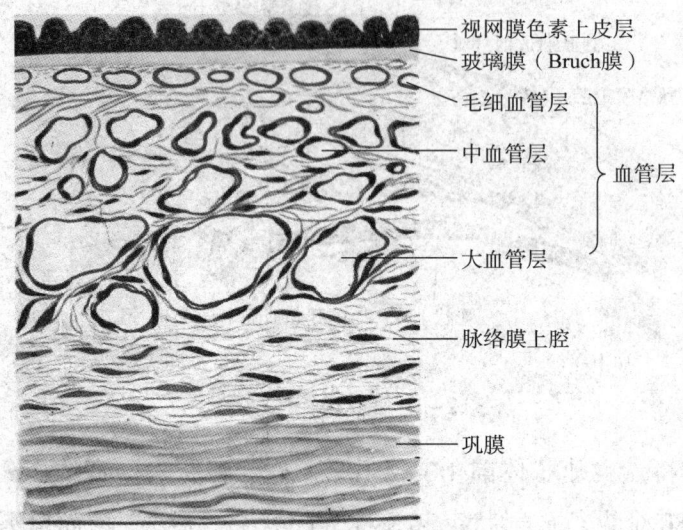

图2-5 脉络膜结构示意图

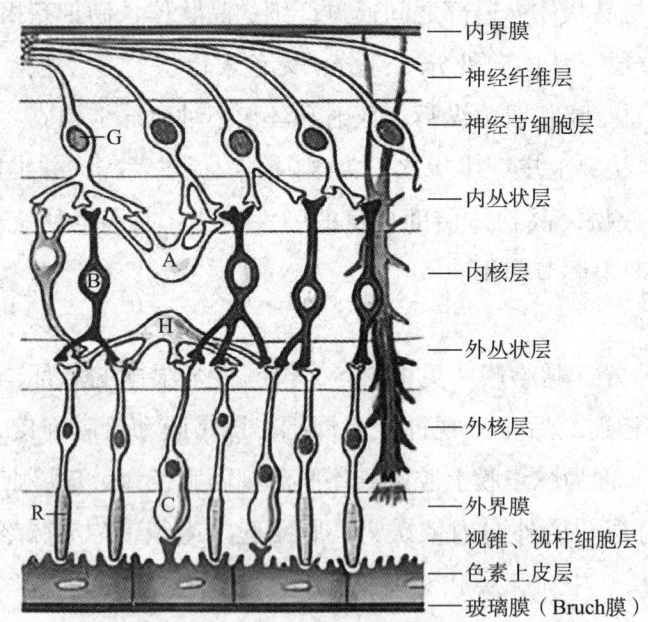

图2-6 视网膜的组织示意图

R—视杆细胞　C—视锥细胞　H—水平细胞　B—双极细胞
A—无长突细胞　G—神经节细胞

①色素上皮层。此层与脉络膜的玻璃膜紧密相连，是由排列整齐的单层六角形柱状色素上皮细胞组成的。相邻的细胞间有连接复合体，其紧密连接构成血-视网膜外屏障。病理上的视网膜脱离就是指这一层和内九层分离。

②视锥、视杆细胞层。光感受器细胞有两种：一种是视锥细胞，主要集中在黄斑区，有分辨颜色的作用，能感受强光，司明视觉，有精细辨别力，形成中心视力；另一种是视杆细胞，分布在黄斑区以外的视网膜，无辨色功能，能感受弱光，司暗视觉，形成周边视力。光感受器细胞的超微结构（见图2-7）包括外节、内节、连接纤毛等。在生理功能上，外节居重要地位。外节由许多扁平膜盘堆积组成，约含700个。外节的外周为浆膜所围绕。视锥细胞外节呈圆锥形，膜盘与浆膜连续，膜盘含有三种与色觉相应的视色素；视杆细胞外节则为圆柱形，膜盘与浆膜分离，膜盘内充满视紫红质，为感光色素。膜盘脱落与光刺激有关，其吞噬则由视网膜色素上皮层完成。

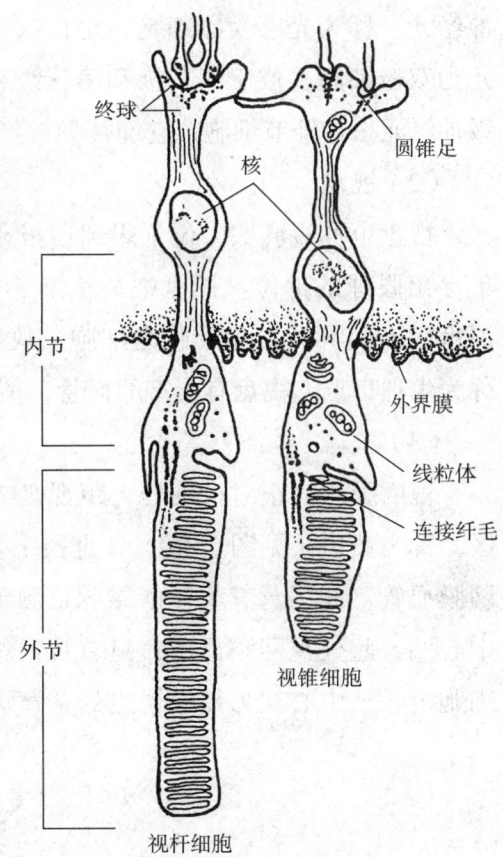

图2-7 光感受器细胞的超微结构示意图

③外界膜。其为无结构的薄膜，上面有许多小孔，视锥细胞、视杆细胞从中穿过。

④外核层。其又称外颗粒层，由光感受器细胞的胞核组成。视杆细胞感暗视觉，无色视觉；视锥细胞感明视觉和色觉。

⑤外丛状层。其由光感受器细胞的轴突、双极细胞树突、水平细胞突起及Müller纤维组成。

⑥内核层。其又称内颗粒层，由双极细胞、水平细胞、无长突细胞及Müller细胞的胞核组成。

⑦内丛状层。其主要由双极细胞的轴突及神经节细胞的树突形成的神经网络组成。

⑧神经节细胞层。其主要由神经节细胞的胞体组成。

⑨神经纤维层。其主要为神经节细胞的轴突。

⑩内界膜。其为视网膜和玻璃体之间的一层薄膜。

3）功能。视网膜由三级神经元、神经胶质细胞和血管组成。最外层为第一级神经元，称为光感受器细胞，是接收、转变光刺激的神经上皮细胞；第二级神经元为双极细胞，位于第一级和第三级神经元之间，起联络作用；居于内层的第三级神经元是神经节细胞，它能传导神经冲动，轴突汇集在一起形成视神经。

（2）视盘

视盘也称视乳头，位于眼球后极稍偏鼻侧，直径约1.5 mm，是视神经纤维汇集穿出眼球的部位。视盘中央呈漏斗状，称为生理凹陷，其形状、大小、位置、深度因人而异。视盘无感光细胞，故无视觉，所以在正常视野中存在一个盲点，称为生理盲点。视盘有丰富的血管，所以呈淡红色。

（3）黄斑

视网膜内面正对视轴处，距视盘3～4 mm的颞侧稍偏下方，有一椭圆形凹陷区，称为黄斑（见图2-8）。其直径1～3 mm，为视锥细胞集中处。黄斑区没有视网膜血管，此区营养主要依靠脉络膜毛细血管层供应。该区中央有一小凹，称为中心凹，此处视网膜最薄，只有视锥细胞。光线到达中心凹时能直接照射到视锥细胞上，是中心视力最敏锐之处。黄斑区以外的视网膜司周边视力，黄斑至视盘

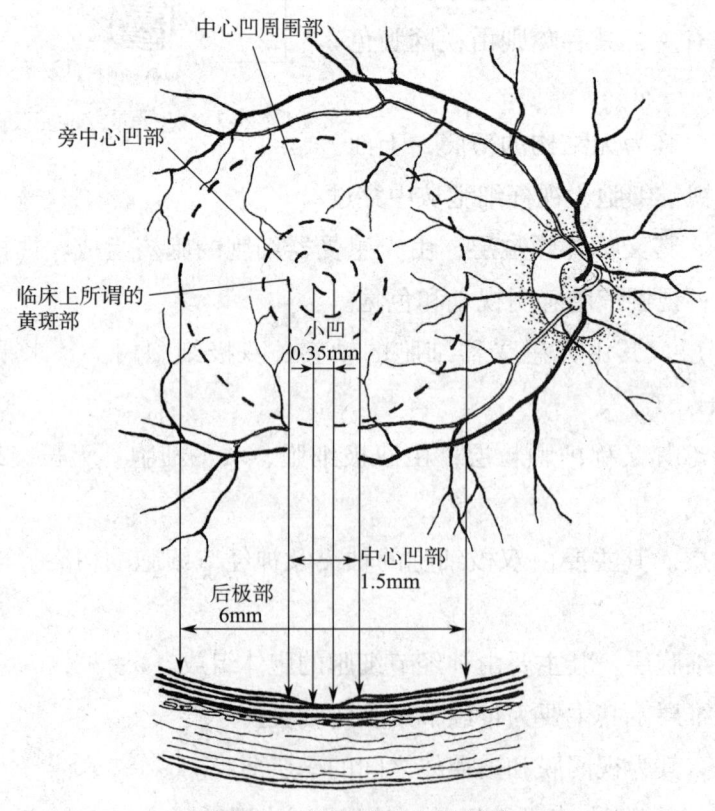

图2-8 视网膜黄斑示意图

的神经纤维即盘斑束呈弧形分布，约为视神经所含全部纤维的一半，从而保证了黄斑的生理功能需要。

（4）锯齿缘

锯齿缘为视网膜感觉部前端的终止处，距角巩膜缘 6.6～7.9 mm。

二、眼球内容

1. 眼内腔

眼内腔包括前房、后房和玻璃体腔。

（1）前房

前界为角膜的后面，后界为虹膜和瞳孔区晶状体的前面。前房内充满房水，容积为 0.2 mL。前房中央部深 2.5～3 mm，周边部渐浅。

前房最周边部称为前房角（见图 2-9），位于前房的边缘部内。前房角由角膜缘、睫状体及虹膜根部围绕而成，其前壁为角膜缘，后壁为虹膜根部，两壁在睫状体前面相遇，构成房角隐窝。房角隐窝由睫状体前端构成，在房角镜下为一条灰黑色的条带，又称为睫状体带。

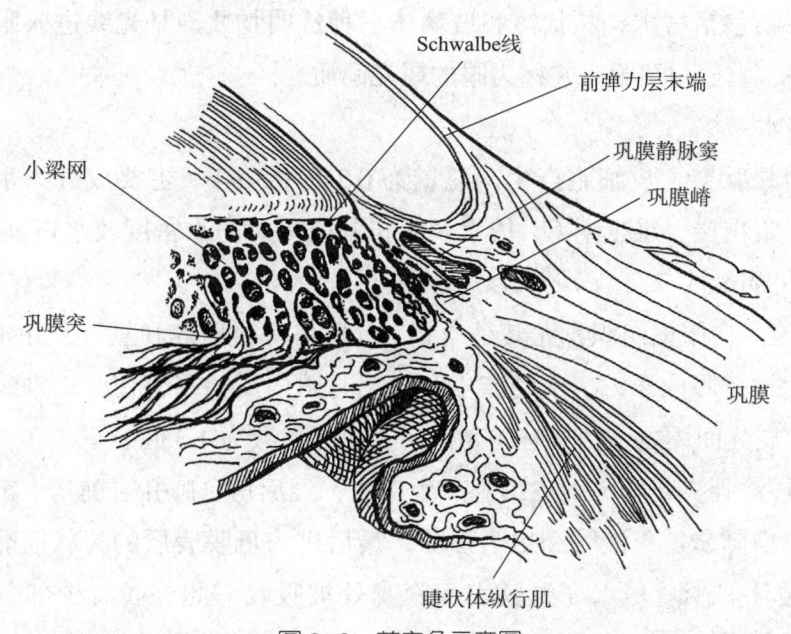

图 2-9　前房角示意图

前房角前壁的前界线称为 Schwalbe 线，在房角镜下呈一条灰白色发亮略微突起的线，为角膜后弹力层的终止部。

巩膜突为巩膜内沟的后缘，向前房突起，为睫状肌纵行纤维的附着部。

巩膜静脉窦是一个围绕前房角一周的环行管，位于巩膜突稍前的巩膜内沟中。表面由小梁网所覆盖，向外通过巩膜静脉网或直接经房水静脉将房水运出球外，向内与前房相通。

小梁网为位于巩膜静脉窦内侧、Schwalbe线和巩膜突之间的结构，在房角镜下是一条宽约0.5 mm的浅灰色透明带，随年龄增加呈黄色或棕色，常附有色素颗粒，是房水排出的主要区域。小梁网以胶原纤维为核心，围以弹力纤维及玻璃样物质，最外层是内皮细胞。小梁网可分为葡萄膜部、角巩膜部和近小管组织，近小管组织是房水外流的主要阻力部分。

（2）后房

后房为位于虹膜后面、睫状体前端、晶状体悬韧带前面和晶状体前面的环形间隙。后房内充满房水，容积约为0.06 mL。

（3）玻璃体腔

玻璃体腔前界为晶状体的后面、晶状体悬韧带和睫状体的后面，后界为视网膜的前面。玻璃体腔内填充透明的玻璃体，占眼球内容积的4/5，约为4.5 mL。

2. 眼内容物

眼内容物包括房水、晶状体和玻璃体三种透明物质，是光线进入眼内到达视网膜的通路，它们与角膜一并称为眼的屈光间质。

（1）房水

房水由睫状突上皮细胞产生，总量为0.25~0.3 mL。主要成分为水，含有少量氯化物、蛋白质、维生素C、尿素及无机盐类等。房水密度较水略高，pH值为7.3~7.5，呈弱碱性。

1）功能。向眼内组织，尤其是角膜、晶状体提供营养和氧气，并排出其新陈代谢产物；维持眼内压，房水的产生和排出与眼内压关系密切，正常时两者处于平衡状态；屈光间质之一，具有屈光作用，屈光指数为1.336。

2）循环途径。睫状突上皮细胞产生房水，经后房、瞳孔、前房、前房角、小梁网、巩膜静脉窦、集液管和房水静脉，最后进入巩膜表层的睫状前静脉而归入全身血液循环。少量房水在虹膜表面隐窝处被吸收，此外尚有少部分房水经脉络膜上腔吸收。

（2）晶状体

1）形状及位置。晶状体是一个双凸透镜状的富于弹性的透明体，位于虹膜、瞳孔之后，玻璃体之前，借晶状体悬韧带与睫状体连接，是重要的屈光间质之一。晶状体后表面的凸度大于前表面，后表面中央为后极，前表面中央为前极，显露于瞳孔中央。前后两面交界处为赤道部。成人的晶状体直径为9～10 mm，厚4～5 mm。

2）组织结构

①晶状体囊膜。其为一层富于弹性的无细胞透明薄膜，完整地包绕在晶状体周围。前面的称为前囊，后面的称为后囊，各部位囊膜厚度不一致，后囊较前囊薄，周边部比中央区厚。前囊内面直到赤道部附近有一层立方上皮，能不断分裂增殖推向赤道部，在赤道部逐渐延长，最后变成晶状体纤维。而后囊膜下没有上皮细胞。

②晶状体纤维。其为构成晶状体的主要成分，结构层次类似于洋葱，可分为两部分。第一部分是晶状体皮质，新形成的晶状体纤维位于囊膜下，居于外层，质软，构成晶状体皮质。第二部分为晶状体核，随着纤维的老化，旧的纤维被挤向中央，脱水、硬化而形成晶状体核，自外向内为成人核、胎儿核、胚胎核，如图2-10所示。

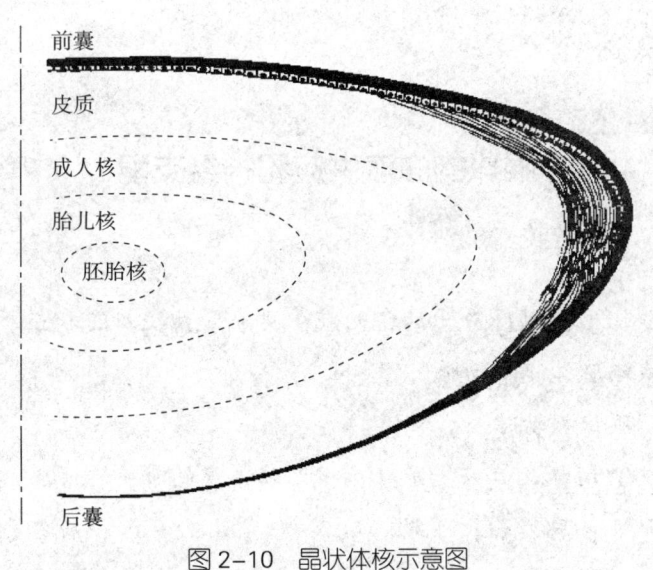

图2-10 晶状体核示意图

3）生理特点。晶状体透明、无血管，是重要的屈光间质，其屈光力约为+19 D。晶状体的营养主要来自房水，新陈代谢复杂。当代谢出现障碍或囊膜受损时，晶状体就会变混浊，形成白内障而影响视力。晶状体具有弹性，能够借助于睫状肌、悬韧带的作用改变其屈光力，从而具有调节作用。随着年龄的增加，晶状体变硬、弹性减弱，导致调节作用减退，出现老视。

4）功能。晶状体是眼屈光系统的重要组成部分，参与眼球的屈光作用、调节功能。同时，晶状体还能过滤部分紫外线，起到保护视网膜的作用。

（3）玻璃体

玻璃体为透明、无血管、无神经、具有一定弹性的胶体，充满在晶状体后的空腔内，是眼屈光间质之一。前面有一凹面称为玻璃体凹，晶状体后面位于其内。其他部分与视网膜和睫状体相贴，以视盘周围和锯齿缘前2 mm处结合最紧密。在玻璃体中央可见密度较低的狭长漏斗状管，称为玻璃体管（Cloquet管），在胚胎时有玻璃体动脉通过。玻璃体主要由胶原纤维及酸性黏多糖组成，其表层致密，形成玻璃样膜。

玻璃体的营养来自脉络膜和房水，本身代谢极低，无再生能力，脱失后留下的空隙由房水填充。当玻璃体周围组织发生病变时，玻璃体代谢也受到影响而发生液化、变性和混浊。玻璃体充满眼球后4/5的玻璃体腔内，起着支撑视网膜和维持眼内压的作用。如果玻璃体脱失、液化、变性或形成机化条带，不但影响其透明度，而且易导致视网膜脱离。

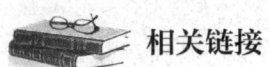 相关链接

眼球的血液供应和神经支配

1. 动脉系统

动脉系统来自眼动脉分出的视网膜中央血管系统和睫状血管系统，主要指视网膜中央动脉、睫状动脉。

（1）视网膜中央动脉

视网膜中央动脉及其分支是营养视网膜内层的唯一血管系统，属终末动脉。在眶内从眼动脉发出，于眼球后9~11 mm处穿入视神经中央，从视神经乳头穿出，在视网膜上形成分支以营养内层视网膜，有鼻上、鼻下、颞上、颞下、黄斑上和黄斑下诸多分支，分布于视网膜内。此外，视网膜中央动脉有时还向鼻侧水平方向分出视网膜内侧小动脉。

（2）睫状动脉

1）睫状后动脉。睫状后动脉从眼动脉发出，穿过视神经附近的巩膜，在葡萄膜内形成分支，分为睫状后短动脉和睫状后长动脉。睫状后短动脉主要

供应视网膜外层，睫状后长动脉主要供应睫状体和虹膜。

2）睫状前动脉。睫状前动脉参与组成角膜缘血管网和虹膜大环。

视网膜中央动脉系统与睫状动脉系统之间无吻合支。

2. 静脉系统

眼部静脉血回流主要是通过眼上静脉和眼下静脉来完成的，它们收集了全部眶内组织和眼球的静脉血液，经过眶上裂进入海绵窦。

（1）视网膜中央静脉

视网膜中央静脉与视网膜中央动脉伴行，经眼上静脉或直接回流到海绵窦。

（2）涡静脉

涡静脉位于眼球赤道部后方，共4~6条，收集脉络膜及部分虹膜睫状体的血液，经眼上、下静脉回流到海绵窦。

（3）睫状前静脉

睫状前静脉收集虹膜、睫状体的血液。上半部静脉血流入眼上静脉，下半部静脉血流入眼下静脉。由于这些静脉无瓣，大部分经眶上裂注入海绵窦，一部分经眶下裂注入面静脉及翼腭静脉而流至颈外静脉。

3. 眼球的神经支配

（1）眼球运动神经

眼外肌由第Ⅲ、Ⅳ、Ⅵ对脑神经支配，睫状肌和瞳孔括约肌受副交感神经支配，瞳孔开大肌受交感神经支配。

1）动眼神经。动眼神经为第Ⅲ对脑神经，支配瞳孔括约肌和睫状肌。动眼神经麻痹时，可出现上睑下垂、眼球外斜视、瞳孔散大、视物模糊及瞳孔对光反射和调节反射消失等症状。

2）滑车神经。滑车神经为第Ⅳ对脑神经，支配上斜肌。

3）外展神经。外展神经为第Ⅵ对脑神经，支配外直肌。此神经受损麻痹时，患侧眼球不能向外转，导致内斜视。

（2）眼球感觉神经

眼球感觉神经是三叉神经三大分支中最小的一支，它自三叉神经节发出后穿入海绵窦外侧壁，经眶上裂入眶，向前分为泪腺神经、额神经和鼻睫神经，分布于眼睑、眼球、泪腺等部位，司一般感觉。

培训项目 2 视路及瞳孔反射径路

一、视路

视路是指视觉信息从视网膜光感受器到大脑枕叶视觉中枢的传导径路，包括视神经、视交叉、视束、外侧膝状体、视放射和视皮质，如图2-11所示。

1. 视神经

黄斑区发出的盘斑束纤维呈弧形排列到达视盘颞侧。颞侧周边部纤维以水平线为界，分别由上下方绕过黄斑纤维而到达视盘颞侧盘斑束纤维所在的上下方。鼻侧纤维则直接向视盘鼻侧汇集。上述排列情况在视神经中一直保持到球后10~15 mm处。此后盘斑束纤维转入视神经中央部，颞侧周边部纤维则位于视神经颞侧，鼻侧纤维仍在鼻侧。

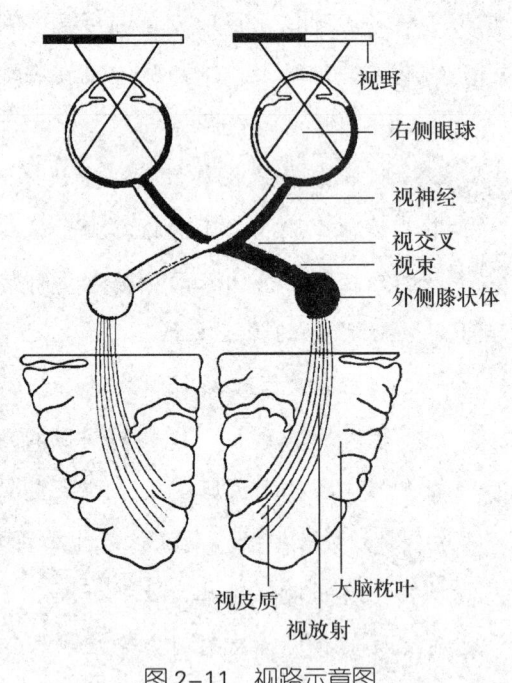

图2-11 视路示意图

2. 视交叉

视交叉位于蝶鞍之上，是两侧视神经交叉接合膨大部，略呈扁平的长方形，横径较大，外被软脑膜包围。视交叉纤维包括交叉和不交叉的两组纤维。交叉纤维来自两眼的视网膜鼻半部，上半部的交叉纤维居视交叉的上层，在同侧形成后膝，然后进入对侧视束；下半部的交叉纤维居视交叉的下层，在对侧形成前膝，然后进入对侧视束。不交叉纤维来自两眼的视网膜颞半部。上半部的不交叉纤维居视交叉同侧的内上方，下半部的不交叉纤维居视交叉同侧的外下方，然后进入同侧视束。盘斑束纤维也分为交叉与不交叉两部分，交叉纤维在视交叉的后上方交叉至对侧，不交叉纤维进入同侧视束。

3. 视束

由视交叉向后到外侧膝状体间的视路纤维称为视束。每一视束包括来自同侧视网膜颞侧的不交叉纤维和对侧视网膜鼻侧的交叉纤维。不交叉纤维居视束的背外侧，交叉纤维居腹内侧，盘斑束纤维居中央，后渐移至背部。

4. 外侧膝状体

外侧膝状体为视觉的皮质下中枢，位于大脑脚的外侧，视丘枕的下外方，为间脑（后丘脑）的一部分。视网膜的纤维经视神经、视交叉、视束到此终止于外侧膝状体的节细胞，换神经元后发出的纤维构成视放射。在外侧膝状体中，盘斑束纤维居背部，视网膜上半部纤维居腹内侧，下半部纤维居腹外侧。

5. 视放射

自外侧膝状体节细胞发出的纤维呈扇形分散形成视放射。纤维越过内囊，在大脑颞叶视放射区的腹部形成环形，称为 Meyer 环，绕侧脑室的下脚和后脚，终止于枕叶。来自视网膜的下方纤维居腹部，上方纤维居背部，盘斑束纤维居视放射中部。交叉与不交叉的纤维混合在一起。

6. 视皮质

视皮质位于大脑枕叶内侧面的纹状区，系人类视觉的最高中枢。此区有距后裂，为距状裂的后 2/3 段部分，将之分为上下唇。每侧的纹状区与双眼同侧一半的视网膜相关联，如左侧的纹状区与左眼颞侧和右眼鼻侧视网膜有关。上部的纤维终止于距状裂的上唇，下部的纤维终止于距状裂的下唇。黄斑的盘斑束纤维终止于纹状区的后极部。交叉的纤维终止于深内颗粒层，不交叉的纤维终止于浅内颗粒层。

由于视网膜不同部位的纤维在视路不同段程中有精确的排列和投射部位，当视觉传导在不同部位受损时，就会出现不同的特定视野改变。临床上细微的视野检查，按其缺损变化可做出相关部位病变的定位诊断。

二、瞳孔反射径路

1. 对光反射

光线照射一侧眼时，引起两侧瞳孔缩小的反射称为对光反射，分为直接对光反射和间接对光反射。以光照一眼，引起被照眼瞳孔缩小称为直接对光反射，而引起对侧眼瞳孔同时缩小称为间接对光反射。

对光反射径路分传入径路和传出径路。

（1）传入径路

光反射纤维和视觉纤维伴行入颅，经视交叉时一部分纤维交叉到对侧视束，另一部分纤维不交叉进入同侧视束。当接近外侧膝状体时，光反射传入纤维离开视束，经四叠体上丘臂进入中脑顶盖前区，终止于顶盖前核。在核内交换神经元后，一部分纤维绕过中脑导水管，与同侧缩瞳核（Edinger-Westphal 核，简称 E-W 核）相联系；另一部分纤维经后联合交叉到对侧，与对侧的缩瞳核联系。

（2）传出径路

光反射的传出纤维由两侧的缩瞳核发出，随同动眼神经入眶，终止于睫状神经节。在节内交换神经元后，发出节后纤维，经睫状短神经进入眼球，止于瞳孔括约肌，引起两眼同时缩瞳。之所以存在间接对光反射，是由于传入纤维在后联合处有纤维互相交叉，使每侧的缩瞳核包含有两眼传入的冲动。

2. 近反射

当两眼注视同一个近处目标时，同时产生瞳孔缩小、晶体变凸（调节）及两眼向内侧集合运动，这三种联合反射称为近反射。其目的是使外界物体成像清晰并投射在两眼的黄斑上。近反射的管辖为中枢性，主要由大脑皮质的协调作用来完成。其传入径路与视路伴行达视皮质，传出径路为由皮质发出的纤维，经枕叶-中脑束分别到达两侧动眼神经的缩瞳核和内直肌核。由缩瞳核发出的纤维随动眼神经入眶后到达睫状神经节，经睫状短神经到达瞳孔括约肌和睫状肌，产生瞳孔缩小和晶体的调节作用。由内直肌核发出的纤维到达双眼内直肌，使两眼产生集合作用（辐辏作用）。

培训项目 3

眼附属器的解剖和生理

眼附属器包括眼睑、结膜、泪器、眼外肌和眼眶。

一、眼睑

1. 形状及位置

眼睑是覆盖在眼球前面能灵活运动的帘状组织，是眼球前面的屏障，如图 2-12 所示。

2. 解剖学特点

眼睑分为上眼睑（以下简称上睑）

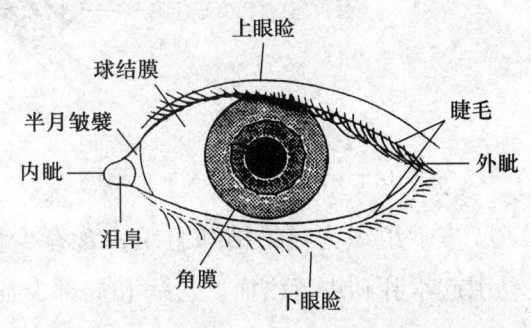

图 2-12　眼睑的外部示意图

和下眼睑（以下简称下睑），上下睑之间的裂隙为睑裂。眼睑外端联合处称为外眦，呈锐角；内端联合处称为内眦，呈钝圆。上下睑游离边缘称为睑缘，分前后两唇。前唇钝圆，有排列整齐的睫毛；后唇边缘较锐，紧贴于眼球前部。两唇间皮肤与黏膜交界处形成浅灰色线，称为缘间线或灰线。在灰线与后唇之间，有排成一行的细孔，为睑板腺的开口。

近内眦部上下睑缘各有一乳头状隆起，中央有一小孔，称为上下泪小点，为泪小管的开口。在内眦角与眼球之间有一结膜形成的皱襞，呈半月状，称为半月皱襞。此皱襞与内眦皮肤之间围结成一个低陷区，称为泪湖。泪湖中近半月皱襞处有一肉状隆起，称为泪阜，其上生有少量细软的毳毛。

3. 组织学分层

眼睑组织由外向内依次为：

（1）皮肤层

人体最薄的皮肤之一，细嫩而富于弹性。因为下面的结构疏松，所以睑皮肤易滑动和形成皱褶，如图 2-13 所示。

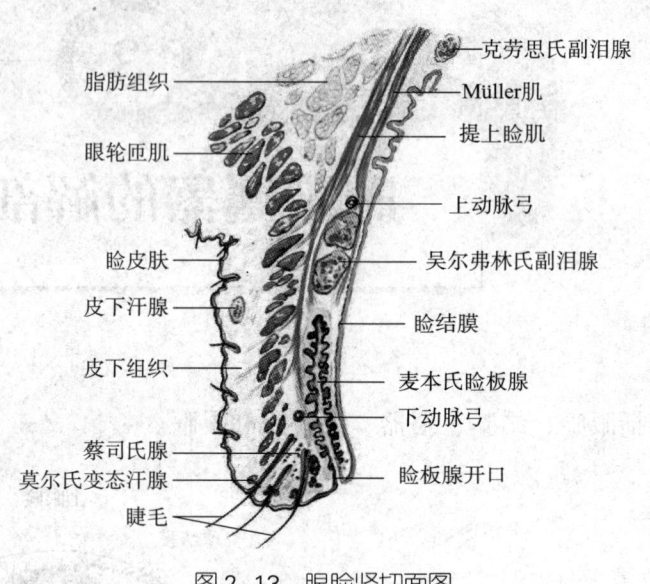

图 2-13　眼睑竖切面图

（2）皮下组织

皮下组织为疏松结缔组织，含有少量的脂肪，便于眼睑轻巧灵活地活动，最易引起水肿和皮下瘀血。肾病和局部炎症时容易出现水肿。

（3）肌肉层

此层包含三种肌肉。其中，眼轮匝肌、提上睑肌为横纹肌，而 Müller 肌为平滑肌。

1）眼轮匝肌。其肌纤维的走行与睑裂平行，呈环形。肌肉收缩时眼睑闭合，由面神经支配。

2）提上睑肌。其起于视神经孔周围的腱环，沿眶上壁向前至眶缘呈扇形散开，一部分止于睑板前面，另一部分穿过眼轮匝肌止于上睑皮肤下。眼睑收缩时可同时提起上睑各部分，由动眼神经支配。

3）Müller 肌。上睑的肌肉起源于提上睑肌的肌纤维中，向下走行于提上睑肌和结膜之间，止于睑板上缘。下睑的肌肉较小，起源于下直肌，附着于睑板下缘，该肌受交感神经支配，协助开睑。当交感神经兴奋，如惊恐、愤怒或疼痛等时，此肌收缩，加大睑裂开大程度。

（4）纤维层

纤维层由睑板和眶隔两部分组成。

1）睑板。其由致密结缔组织及弹力纤维构成。质硬如软骨，是眼睑的支架。其长度和形状与眼睑相似，呈半月状，前凸后凹，两端移行于内外眦韧带上。睑板中含有高度发达的与睑缘垂直，互相呈平行排列的睑板腺。开口于睑缘后唇，能够分泌油脂状物，起到润滑睑缘、减少摩擦和防止泪液从睑缘外溢的作用。

2）眶隔。其为由睑板向眶骨膜延伸且连续的很薄而富于弹性的结缔组织膜，是隔开眼睑与眼眶的一个重要屏障，能够在一定程度上阻止炎症渗出物或血等在眼眶与眼睑之间漫延。

（5）睑结膜

睑结膜层为眼睑的最后一层，它和睑板后面紧密贴合而不易分离。

4. 眼睑的血管

眼睑血液供应丰富。动脉血供应有两个来源：一是来自颈外动脉的分支，包括面动脉、颞浅动脉和眶下动脉；二是来自颈内动脉的眼动脉分支，包括鼻背动脉、眶上动脉、泪腺动脉和额动脉。眼睑的浅部组织由这些动脉分支形成的动脉网供应，深部组织则由这些动脉形成的眼睑动脉弓供应。

眼睑静脉也分为两个系统。浅层位于睑板之前，回流到面前静脉和颞浅静脉；深层位于睑板之后，汇入眼眶静脉回流到海绵窦或经面深部静脉、翼状丛再回流到海绵窦。深浅静脉系统在面静脉处相遇，成为整个眼睑静脉系统的汇合点。眼睑静脉无瓣膜，因此炎症化脓时有可能漫延到海绵窦及颅内而引起严重后果。

眼睑的淋巴以睑板为界分为浅层淋巴丛和深层淋巴丛，浅层淋巴丛接收睑皮肤及眼轮匝肌的淋巴回流，深层淋巴丛接收睑板及睑结膜的淋巴回流。眼睑的淋巴无论深丛浅丛，均由眼睑内外两组淋巴管引流，最终汇入颈深淋巴结。

5. 眼睑的神经

眼睑的神经包括运动神经、感觉神经和交感神经三种。

（1）运动神经

面神经的分支支配眼轮匝肌，司眼睑的闭合。动眼神经的分支（上支）支配提上睑肌，司上睑的提起。

（2）感觉神经

眼神经（三叉神经的第一支），由此支发出的泪腺神经，司外眦附近感觉；眶上神经为上睑的主要感觉神经；滑车上下神经支配内眦部上下睑；上颌神经（三叉神经的第二支），由此支发出的眶下神经，是主要的下睑感觉神经。

（3）交感神经

颈交感神经的分支，主要支配 Müller 肌，分布于血管及皮肤腺体。

6. 眼睑的功能

眼睑的主要生理功能是保护眼球，防止损伤。眼睑瞬目运动可使泪液重新分布，湿润眼球表面。

二、结膜

1. 形状及位置

结膜为一层薄而透明的黏膜组织，覆盖在眼睑后面和眼球前面，分为睑结膜、球结膜和穹窿部结膜。三部分结膜和角膜在眼球前面形成一个以睑裂为开口的囊状间隙，称为结膜囊。

2. 解剖学特点

（1）睑结膜

睑结膜覆盖于睑板内面。在距睑缘后唇 2 mm 处，有一与睑缘平行的浅沟，称为睑板下沟。此处易存留细小异物，检查时需注意。

（2）球结膜

球结膜覆盖于眼球前部的巩膜表面，止于角巩膜缘。球结膜与巩膜间有眼球筋膜将二者疏松相连，富于弹性，易推动。在角膜缘外 3 mm 宽的范围内，球结膜与其下的眼球筋膜、巩膜紧密结合。

（3）穹窿部结膜

穹窿部结膜为球结膜和睑结膜的移行部分，多皱襞，便于眼球转动。球结膜下注射即在此部位进行。

3. 结膜的分泌腺

（1）副泪腺

副泪腺结构与泪腺相似，但较小，分泌泪液。

（2）杯状细胞

杯状细胞位于结膜上皮细胞层，以穹窿部结膜最多，分泌黏液，可湿润结膜、角膜，起保护作用。

4. 结膜的血管

（1）动脉系统

结膜的动脉包括眼睑的动脉弓和睫状前动脉。

1）睑动脉弓的穿通支于睑板下沟处穿过睑板，分布于睑结膜。周围动脉弓发出上行及下行支。下行支走向睑缘，与睑缘动脉弓的穿通支吻合供应睑结膜。上行支走向穹窿部结膜，再下行移向球结膜即结膜后动脉。结膜后动脉向前，距角膜缘约 4 mm 处与结膜前动脉吻合。睑动脉弓供应睑结膜、穹窿部结膜及距角膜缘 4 mm 以外的球结膜。此血管充血称为结膜充血。

2）睫状前动脉在角膜缘外约 4 mm 处穿入巩膜与虹膜动脉大环相吻合。尚未穿入巩膜时，其末梢细支继续向前形成结膜前动脉，并在角膜缘周围形成深层血管网。此血管充血称为睫状充血。

（2）静脉系统

结膜的静脉与相应的动脉伴行，但远比动脉要多。上下穹窿部形成明显的静脉丛。静脉回流有三条：来自睑结膜、穹窿部结膜和大部分球结膜静脉回流引入眼睑的静脉；上睑周围动脉弓处，有一重要而明显的静脉丛，位于提上睑肌肌腱之间，其血液通过提上睑肌和上直肌的静脉，回流到眼静脉；角膜周围的静脉网，不如动脉网明显，回流于眼静脉。

5. 结膜的神经

结膜的神经有感觉神经和交感神经两种。感觉神经来自三叉神经的第一、二分支。从第一分支（眼神经）起源的有泪腺神经、眶上神经以及滑车上、下神经，分别支配上睑、穹窿部、球结膜及泪阜、半月皱襞相应的结膜。靠近角膜缘的球结膜由睫状神经支配，也属于三叉神经的第一分支。从第二分支（上颌神经）起源的眶下神经主要支配下睑结膜和下穹窿部结膜。交感神经纤维来自眼动脉的交感神经丛，是从海绵窦交感神经丛起源的。

三、泪器

1. 解剖学特点

泪器（见图 2-14）由两部分组成，即分泌泪液部分（包括泪腺和副泪腺）及排泄泪液部分（泪道，包括泪小点、泪小管、泪囊和鼻泪管）。

（1）泪腺和副泪腺

泪腺位于眼眶前部外上方的泪腺窝内，被提上睑肌肌腱分隔为较大的眶部和较小的睑部泪腺，两部在后面有桥样的腺组织相连接，正常时不能触及。其排泄导管有 10～20 根，开口于外上穹窿部结膜处。在结膜上尚有副泪腺。血液供给来自眼动脉泪腺支。

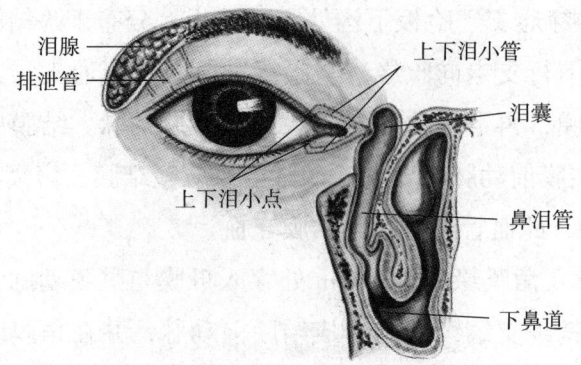

图2-14 泪器剖视图

泪腺的神经复杂，为混合性神经，包括来自第Ⅴ颅神经眼支的感觉纤维、起源于颅内动脉丛的交感纤维以及面神经中的副交感神经纤维。

（2）泪道

1）泪小点。泪小点为泪道的起始部，位于上下睑缘内侧端乳头状突起上，为直径 0.2~0.3 mm 的小孔，上下各一个，分别称为上泪小点和下泪小点。泪点开口面向泪湖。

2）泪小管。泪小管始于泪小点，开始时垂直于睑缘，然后再转水平向鼻侧进行，最后上下泪小管汇合成泪总管，再与泪囊相接。有时上下泪小管不汇合而直接与泪囊连接。

3）泪囊。泪囊位于泪骨的泪囊窝内，上部在内眦韧带的后面，为一囊状结构，其顶端闭合成一盲端，下端与鼻泪管相接。正常泪囊长约 12 mm，管径为 4~7 mm。

4）鼻泪管。鼻泪管位于骨性鼻泪管的管道内，上与泪囊相接，向下逐渐变窄，开口于下鼻道外侧壁的前部。鼻腔疾病可引起泪道感染或鼻泪管阻塞而发生溢泪。

2. 泪液的分泌

泪液的分泌分为基础性分泌和反射性分泌。基础性分泌是指在正常情况下未受到刺激的分泌，一般 16 h 内分泌泪液 0.5~0.6 mL。在睡眠状态下，泪液的分泌基本停止。反射性分泌是指在疼痛和情绪激动时泪液的大量分泌。

3. 泪液的排泄

泪液自泪腺和副泪腺分泌，经排泄管进入结膜囊，依靠瞬目运动和泪小管虹吸作用，向内眦汇集于泪湖，而后进入泪小点，通过鼻泪管排出鼻腔。

4. 泪液的生理特点

泪液为弱碱性透明液体，除含有少量蛋白质和无机盐外，还含有溶菌酶、免疫球蛋白A、补体系统、β溶素和乳铁蛋白。泪液分为三层：表面为脂质层，主要由睑板腺分泌形成；中间为水液层，由泪腺和副泪腺分泌形成；内层为黏蛋白层，由杯状细胞分泌形成。泪液除了具有湿润眼球的作用外，还具有清洁和灭菌的作用。当受到刺激时，大量泪液分泌可冲洗和去除微小异物。

四、眼外肌

1. 解剖学特点

眼外肌是附着于眼球外部的肌肉，与眼内肌（睫状肌、瞳孔开大肌和括约肌）为相对的名称。眼外肌是司眼球运动的横纹肌，每眼各有六条，按其走行方向分为直肌和斜肌，如图2-15所示。直肌为四条，即上、下、内、外直肌；斜肌为两条，即上斜肌和下斜肌。

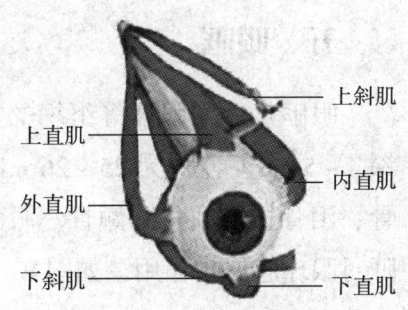

图 2-15 眼外肌示意图

四条直肌均起始于眶尖部视神经孔周围的总腱环。各肌的肌纤维自成一束，包围视神经分别向前展开，附着在眼球赤道前方，距角膜缘不同距离的巩膜上。内、下、外、上直肌分别附着于角膜缘后 5.5 mm、6.5 mm、6.9 mm、7.7 mm 处。

上斜肌也起始于总腱环，沿眶上壁与眶内壁交角处前行，在接近眶内上缘处变为肌腱，穿过滑车神经的纤维环，然后转向后外方，经过上直肌的下面，到达眼球赤道部后方，附着于眼球后外上部。

下斜肌起源于眶壁的内下侧，然后经下直肌与眶下壁之间，向外伸展至眼球赤道部后方，附着于眼球的后外侧。

2. 眼外肌的作用及神经支配

眼外肌对眼球的作用，是指眼球向正前方注视时对眼球的作用。当变动眼位时，各肌的作用也有所变动。眼球的每一运动，都是各肌协作共同完成的，两眼的运动也必须协调一致。眼外肌的作用及神经支配见表2-1。

表 2-1 眼外肌的作用及神经支配

肌肉	主要作用	次要作用	神经支配
外直肌	外转		外展神经
内直肌	内转		动眼神经
上直肌	上转	内转、内旋	动眼神经
下直肌	下转	内转、外旋	动眼神经
上斜肌	内旋	下转、外转	滑车神经
下斜肌	外旋	上转、外转	动眼神经

五、眼眶

眼眶是容纳眼球等组织的类似锥形的骨腔，左右各一，互相对称。成人眼眶深 4~5 cm，容积为 25~26 mL。眼眶由七块骨组成，即额骨、蝶骨、筛骨、腭骨、泪骨、上颌骨和颧骨。眼眶除外侧壁比较坚固外，其他三壁骨质均较薄。眼眶对眼球起保护作用，如图 2-16 所示。

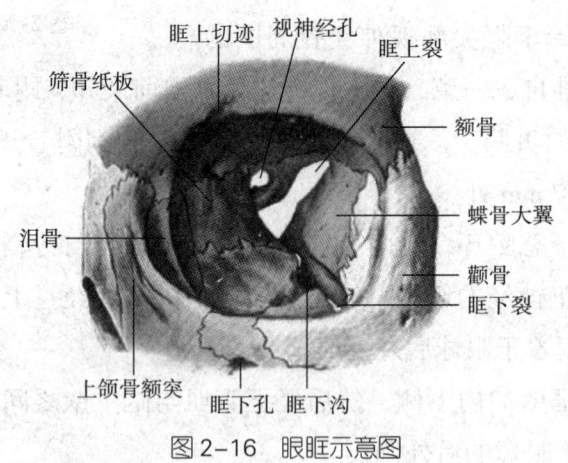

图 2-16 眼眶示意图

培训项目 4 常见眼病

一、影响视觉的常见症状

1. 视力下降

视力包括黄斑中心凹的直接视力（即中心视力）和中心凹以外视网膜周边部的间接视力（即周边视力，又称视野）。中心视力分为远视力和近视力，通过镜片矫正后的视力称为矫正视力。

根据远近视力和矫正视力的好坏，可以对屈光不正和老视进行初步的鉴别，见表2-2。

表2-2 屈光不正和老视与视力的关系

项目		远视力	近视力	矫正视力
近视眼	单纯性	下降	正常	正常
	病理性	下降	下降	正常或以下
远视眼	轻度	正常	正常或以下	正常
	中高度	下降	下降	正常或以下
散光眼		下降	正常或以下	正常
老视眼		正常	下降	正常

2. 视野缺损

（1）青光眼视网膜神经受损后可表现出特征性的视野缺损。

（2）视神经纤维的走向和在视皮层的投射也很有规律，因而一些颅脑疾病或外伤也有特征性的视野缺损，如偏盲（即视野半部缺损）。

二、影响视觉的常见眼病

1. 角膜疤痕

各种炎症感染和外伤后都可能留下角膜疤痕,其对视觉质量的影响程度取决于疤痕的大小、深浅,以及是否遮盖瞳孔。角膜疤痕对视力的影响往往不能通过眼镜得到矫正,严重者应进行角膜移植手术。

2. 白内障

白内障是由于晶状体的透光性下降而导致的眼病,可通过裂隙灯或手电侧照检查发现。老年性白内障早期表现为近视度增加,手术治疗是主要的治疗手段,手术后置入的人工晶状体不具有调节能力。

先天性白内障是造成儿童视力低下或弱视的重要原因,婴幼儿先天性白内障一旦被确诊,应尽快进行手术摘除治疗,以避免弱视的发生。

3. 玻璃体混浊

玻璃体混浊多由周围组织炎性渗出物质进入玻璃体所致,也继发于视网膜血管出血、外伤、高度近视等病变。患者可见眼前黑色斑点漂游浮动,且随视线变更而移动,故又称为飞蚊症。飞蚊症严重时应到眼科进行诊治。

4. 老年性黄斑变性

老年性黄斑变性是发达国家老年人视力损害的首要原因。随着我国人口老龄化的加速,患老年性黄斑变性的人数日益增多,其临床表现、病程、治疗和预后也因不同的类型(萎缩型和渗出型)而不同。

萎缩型多发生在50岁以上的人中,由于进行性的视网膜色素上皮萎缩导致视力的进行性减退。

渗出型常表现为单眼突然视力下降、视物变形或中心暗点,治疗上主要是对视网膜下的新生血管进行激光光凝封闭。该病预后较差,视力下降且往往不能矫正。

5. 视网膜脱离

视网膜脱离是指视网膜的神经上皮与色素上皮分离。造成视网膜脱离的原因很多,常见的有高度近视眼、无晶状体眼、眼底出血。

发病初期,患者眼前有闪光感,是视网膜受到牵拉所致。一旦视网膜发生脱离,患者的视力便急剧下降并伴有眼前黑影遮挡,眼底检查可见灰白隆起的视网膜或视网膜裂孔。视网膜脱离应进行手术治疗。

6. 视网膜色素变性

视网膜色素变性是遗传性视网膜疾病，遗传方式有很多，多为双眼发病，男性多于女性，近亲婚育子女发病较多。主要临床表现包括进行性视力下降和视野缺损、夜盲及特征性眼底改变。

视网膜色素变性常并发有近视眼，应注意鉴别。

本病至今尚无有效治疗方法。患者应戴有色眼镜，以保护视网膜功能。

7. 视网膜中央静脉阻塞

本病较常见，多发生于中老年人，常单眼发病，患者多有不同程度的视力下降，轻者视力可正常或仅有眼前黑影。

视网膜中央静脉阻塞应采取综合疗法治疗，屈光矫正效果不理想。

8. 视网膜中央动脉阻塞

本病多发生于老年人，常单眼发病，发病通常较突然，主要表现为单眼中心视力急剧下降、视野缩小或视野呈管状、瞳孔中等程度散大，直接对光反射迟钝或消失。

视网膜中央动脉阻塞在 1 h 内得到缓解的，视力可得到部分恢复，阻塞超过 4 h 的则很难恢复，因此，发病时应送眼科急诊处理。

9. 视神经炎

视神经炎临床表现为视力急剧下降，眼底检查可见视盘充血、边界模糊等表现。各种类型视神经炎的视力都不能矫正。远视眼可表现为视盘边界不清，称为假性视神经炎，应进行屈光矫正。

10. 视神经萎缩

青光眼、颅脑疾病的压迫、外伤、球后视神经炎、遗传性视神经病、药物中毒等，均可导致视神经纤维的退行性变化，从而引起视功能障碍，表现为中心视力下降。由于中枢神经再生困难，萎缩的视神经很难重新恢复功能，因此视力无法矫正。

11. 青光眼

青光眼是以眼压升高、视神经损害和视野缺损为表现的疾病的总称。主要表现为进行性视功能损害，且损害具有不可逆的特点。

急性闭角型青光眼表现为视力急剧下降并伴有眼红、眼痛、虹视、恶心呕吐等全身症状，需要眼科临床急症处理，主要措施是降低眼压、抢救视力。

开角型青光眼的发病不易察觉，早期无任何明显症状，临床表现为眼压增高或正常、眼底视杯与视盘比例增大以及特征性视野缺损，处理措施是控制眼压及其波动、保护视功能。

先天性青光眼是由于房角胚胎发育异常所致。

由于青光眼与近视眼具有高度相关性，因此，对进行性视力下降的近视患者，必须进行眼压和眼底的检查以排除青光眼的可能。同时，应避免长期使用皮质类固醇眼药水而引发皮质类固醇性青光眼。

思考题

1. 简述眼球的基本结构。
2. 简述角膜的基本结构及其生理功能。
3. 简述视锥细胞和视杆细胞的生理功能。
4. 简述晶状体与视觉质量的关系。
5. 简述眼附属器的组成及其基本功能。
6. 简述引起视力下降的常见眼病。
7. 简述屈光不正与视力的关系。

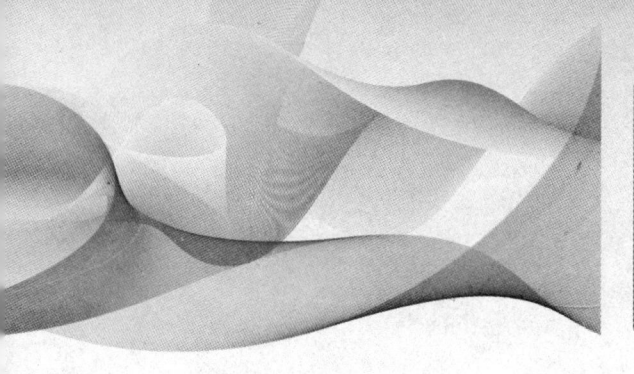

培训模块 三
光学基础知识

内容结构图

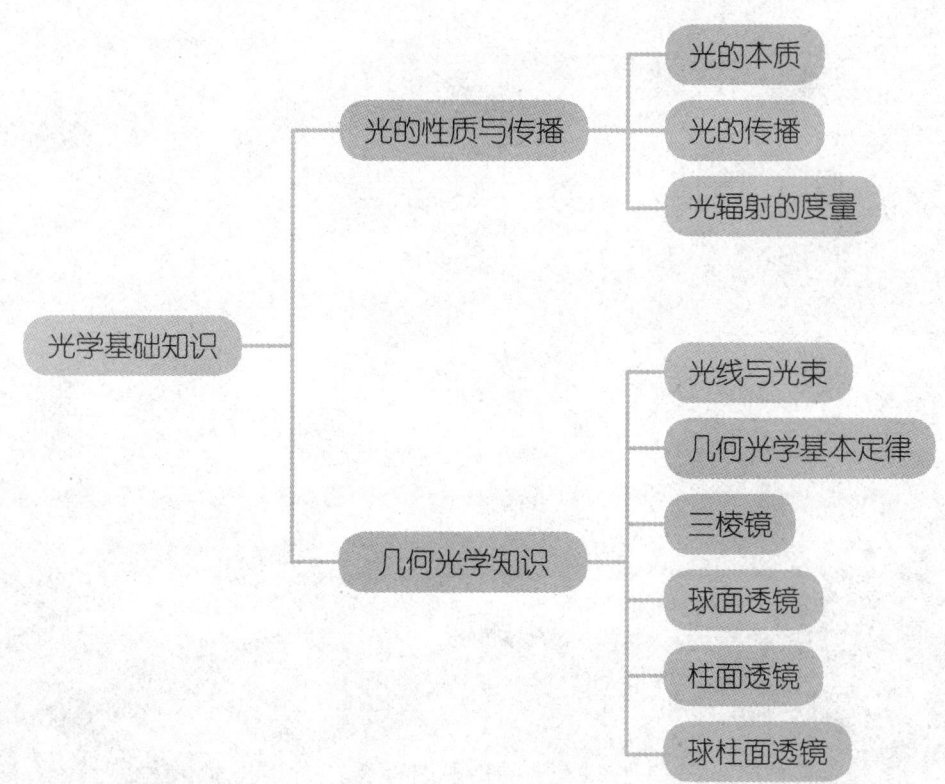

培训项目 1

光的性质与传播

光与视觉的关系是光学研究的主要内容之一。正是光的刺激使人产生视觉，可以说没有光就没有人类的活动。

一、光的本质

对于光的本质，人们经历了长时期的科学研究。目前能揭示光的本质的理论是：光是一种电磁波，由运动的光子组成，每个光子都具有确定的能量。发光不是连续的波动过程，而是不连续的光子辐射，即光既表现出波动性，又表现出粒子性。光在不同条件下的表现，称为光的波粒二象性。

1. 光波

（1）可见光谱

光是属于一定波长范围的电磁辐射，具有波动和微粒二性，通常把光称为光波。

能够引起人眼视觉神经产生光亮感觉的电磁波称为可见光波。可见光谱只是电磁波谱中极小的一段，范围在 380~780 nm。其他诸如无线电波、X 射线、γ 射线等光波为不可见光波。电磁波谱如图 3-1 所示。

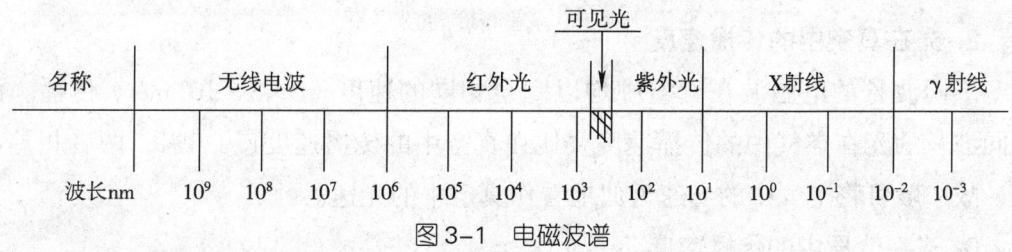

图 3-1 电磁波谱

（2）光波颜色

可见光波是人眼可以感觉到各种颜色的光波，即人眼对不同波长的可见光产生不同颜色的感觉，如图 3-2 所示。

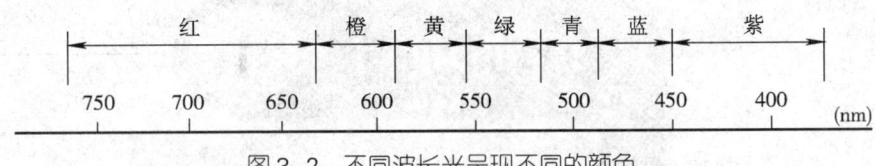

图 3-2　不同波长光呈现不同的颜色

单一波长的光称为单色光，几种单色光混合后产生的光称为复色光。白光是一种复色光。

2. 光源

光波是由光源辐射出来的。任何一种发光体都可以称为光源。光源有热光源、气体放电光源和激光器三类。热光源发光光谱为连续光谱，白炽灯（包括普通灯泡、卤素灯）是最常见的热光源，太阳也是一种发出连续光谱的热光源；常见的气体放电光源有钠灯和汞灯。

3. 平面光波

电磁波从点光源发出的光子将以相同的速度向各个方向辐射，随着时间的变化，电磁振动到达的各点构成以光源为中心的球面，称为球面波。越靠近光源中心，球面波半径越小，波的振幅越大。当离光源很远时，波面趋向平缓，渐渐变为平面光波。光学中，通常将距离点光源 5 m 外的光看作平面光波。

二、光的传播

1. 介质

光能通过的任何空间、透明物质（如气体、水、玻璃等）称为光的介质。光通过不同介质的速度有所不同，通过速度较慢者为光密介质，通过速度较快者为光疏介质。光密介质与光疏介质只是相对而言的。

2. 光在真空中的传播速度

不同波长的电磁波在真空中均以完全相同的速度（$c \approx 3 \times 10^8$ m/s）传播。而不同波长的光在空气中的传播速度要比在真空中的传播速度慢 0.3‰，两者相差甚微，故一般可将空气中的光速近似地看作真空中的光速。

3. 光在介质中的传播速度

光的传播速度与光的波长及光的介质有关。不同波长的光在相同介质中的传播速度不同，波长长的光传播速度快，波长短的光传播速度慢；相同波长的光在不同介质中的传播速度不同,传播速度的快慢与介质的介电常数有关。

4. 折射率

光在真空中的传播速度与在某种介质中的传播速度之比,称为该介质的绝对折射率(简称折射率)。

光密介质的折射率高,光疏介质的折射率低。几种介质对于钠光(波长 $\lambda=589.3$ nm)的折射率见表 3-1。

表 3-1 几种介质的折射率

气体(0 ℃,标准大气压)		液体(20 ℃)		固体(20 ℃)	
物质	折射率	物质	折射率	物质	折射率
真空	1	水	1.333	金刚石	2.419
空气	1.000 294	乙醇	1.361	二氧化硅	1.458

三、光辐射的度量

1. 光辐射通量与光通量

辐射通量(又称辐射功率)是指在单位时间内通过某截面的所有波长的总电磁辐射能,单位为瓦(W)。

光辐射通量的大小不等于人眼对光辐射感觉的强弱。人眼对辐射通量相同的不同波长的电磁辐射的明暗感觉不同,即对不同波长的电磁辐射响应灵敏度不同。人眼对黄绿色光($\lambda=555$ nm)最敏感,对红光和紫光较不敏感。

人眼对光辐射的视觉强度称为光通量,单位为流明(lm)。

2. 发光强度与光亮度

发光强度和光亮度是描述光源发光能力大小的物理量。发光强度是点光源在某一方向范围内(立体角)所辐射的光通量,单位为坎德拉(cd);光亮度是面光源(有一定发光面积)在某一方向范围内(立体角)所辐射的光通量,单位为 cd/m^2。常见光源的光亮度见表 3-2。

表 3-2 常见光源的光亮度

光源名称	光亮度 / (cd/m^2)
地球上看到的太阳	1.5×10^9
普通电弧	1.5×10^8
钨丝白炽灯	$5 \times 10^6 \sim 1.5 \times 10^7$

续表

光源名称	光亮度 / (cd/m²)
太阳照射下漫射的白色表面	3×10^4
白天的晴朗天空	5×10^3
蜡烛火焰	5×10^3
地球上看到的满月	2.5×10^3
无月夜空	1×10^{-4}

3. 光照度

被光照射物体表面单位面积（1 m²）上所接受的光通量即为光照度，单位为勒克斯（lx）。

光照度是反映被照面照射程度的物理量。照射程度的大小与发光强度成正比，与光源到被照面的距离成反比。光照度也与光线倾斜角度有关，入射光线越倾斜，产生的光照度越小。常见情况下的光照度见表3-3。

表3-3 常见情况下的光照度

常见情况	光照度 /lx
夏天太阳直照的地面	1×10^5
夏天太阳不直照的地面	$1 \times 10^3 \sim 1 \times 10^4$
晴朗夏天的室内	100~500
办公室工作所必需的光照度	20~100
满月挂天垂直照射的地面	0.2
无月夜的地面	3×10^{-4}

培训项目 2

几何光学知识

几何光学不涉及光的本性,即不考虑光的波动性质,也就是不考虑光与物质的相互作用,将光看成一根根光线,研究光在透明介质中的传播规律和现象。

一、光线与光束

1. 光线

几何光学以光线概念为基础,这种光线是无直径、无体积、有一定方向的几何线,用来表示光的传播方向。

2. 光束

光束是有一定关系的无数光线的集合。光束的分类如下:

(1) 发散光束

由一发光点发出的光束,属同心光束,如图 3-3a 所示。

(2) 会聚光束

所有光线都会聚于一点的光束,属同心光束,如图 3-3b 所示。

(3) 平行光束

发光点或会聚点位于无穷远时,所有光线都互相平行,也属同心光束,如图 3-3c 所示。

(4) 像散光束

像散光束的特点是光束会聚后既不相交于一点,也不互相平行,属非同心光束。规则的像散光束又称史氏光锥,形成前后两条互相垂直但不相交的焦线,如图 3-3d 所示。

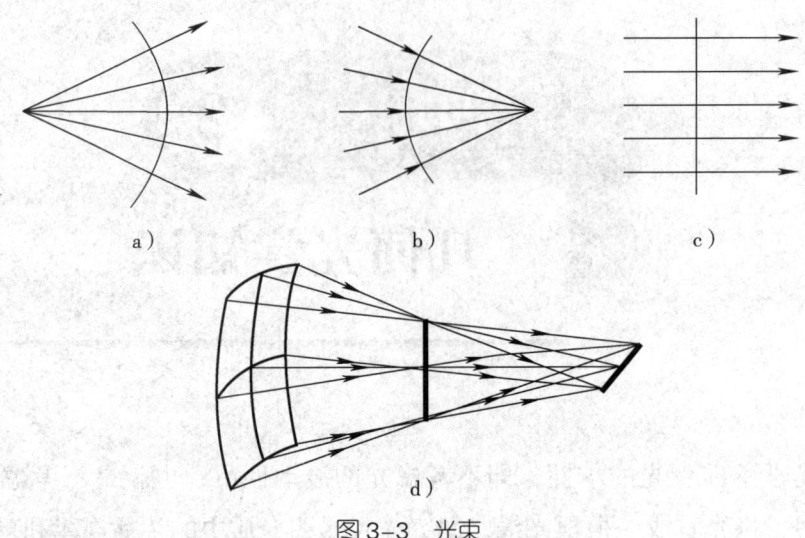

图3-3 光束
a）发散光束 b）会聚光束 c）平行光束 d）像散光束

二、几何光学基本定律

1. 光的直线传播定律

光在均匀介质中沿直线传播。该定律可以解释许多自然现象，如影子的形成等。但须注意，若光在传播途中遇到直径与光波波长接近的小孔或狭隙，将发生衍射现象而偏离直线。

2. 光的反射定律和折射定律

当光从一种介质照射到另一种介质的分界面上时，一般情况下会发生反射和折射现象，如图3-4所示。当入射光线投射于两介质分界面时，其中一部分光线改变传播方向返回到原来的介质，称为反射；另一部分光线则通过分界面进入另一种介质，但发生偏折，改变传播方向，称为折射。

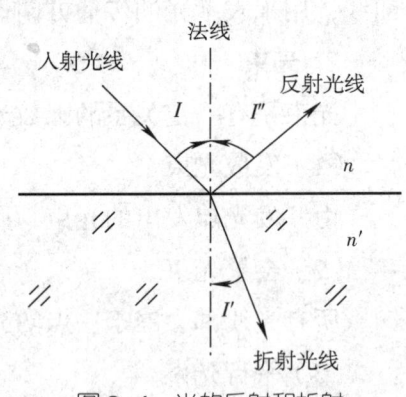

图3-4 光的反射和折射

通过光线投射点与分界面垂直的直线称为法线。入射光线、反射光线、折射光线与法线之间形成的夹角分别称为入射角（I）、反射角（I''）和折射角（I'）。

（1）光的反射定律

入射光线、反射光线和法线位于同一平面内，入射光线和反射光线在法线的两侧，入射角（I）和反射角（I''）的绝对值相等，但符号相反，其表达式为：

$$I = -I''$$

（2）光的折射定律

入射光线、折射光线和法线位于同一平面内，入射角（I）的正弦与折射角（I'）的正弦之比是一个常数，其表达式为：

$$\frac{\sin I}{\sin I'} = \frac{n'}{n}$$

式中，n 为介质 1（即入射光线所在介质）的折射率，n' 为介质 2（即折射光线所在介质）的折射率。

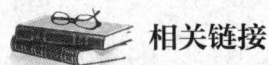 **相关链接**

光学符号规则

几何光学的计算中，距离为有向线段，角度为有向转角。

入射光线具有方向（通常是自左向右）：自透镜（顶点或薄球镜中心）量起，以与入射光线方向相同（即向右）度量为正，与入射光线方向相反（即向左）度量为负；上下距离自光轴量起，以向上度量为正，向下度量为负。

所有角度均自光线转向光轴度量：顺时针为负，逆时针为正，且所取角度应小于 90°。

光学符号规则如图 3-5 所示。

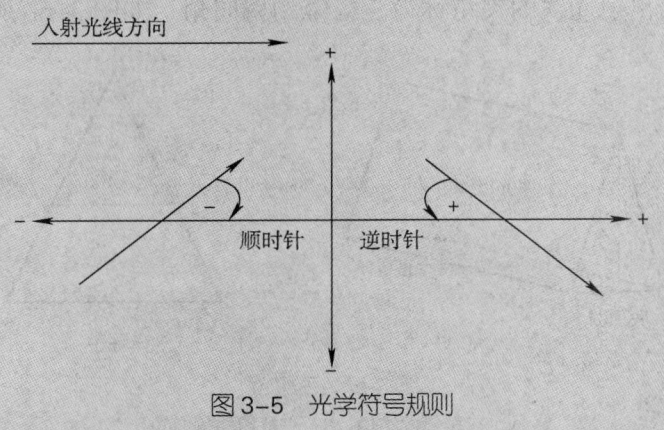

图 3-5　光学符号规则

三、三棱镜

任何使用于光学方面的透明物质，都会对入射光线产生某些作用，如反射、折射、吸收等，这些透明物质被称为光学元件。三棱镜也属于光学元件。

1. 三棱镜的结构

三棱镜简称棱镜，是横截面呈三角形的透明体，其结构有屈光面、棱、顶角、底等，如图 3-6a 所示。

（1）屈光面

眼用三棱镜大多很薄，光线通过的两斜平面称为屈光面。

（2）棱

棱是两个屈光面的交线，又称为顶。

（3）顶角

顶角是指两屈光面所夹的角。

（4）底

与棱相对的面称为底。

（5）主切面

垂直于棱的切面称为主切面。

（6）底顶线

通过顶且垂直于底的直线称为底顶线。

（7）偏向角

入射光线与出射光线的夹角称为三棱镜的偏向角，如图 3-6b 所示。

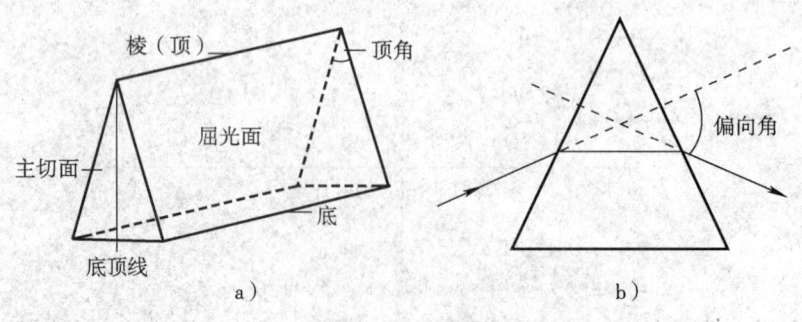

图 3-6 三棱镜

a）三棱镜的结构　b）三棱镜的偏向角

2. 三棱镜的光学特性

（1）三棱镜的折光性

入射光线通过三棱镜发生屈折后，光线折向其底部。

（2）无聚散能力

光线通过三棱镜后的聚散度与入射前的聚散度相同。三棱镜对影像的作用与平面镜相似，只能成虚像。

3. 三棱镜的视觉效应

通过三棱镜观察物体，所视物像向三棱镜顶部移位，如图3-7所示。

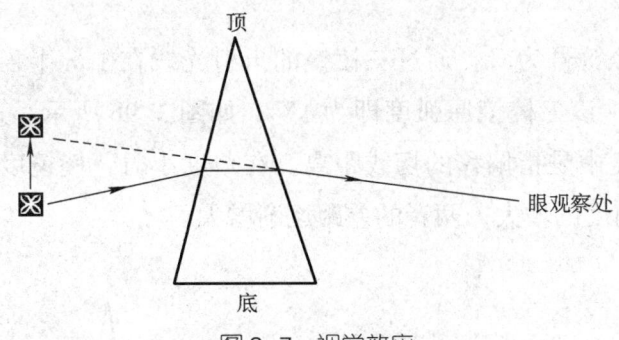

图3-7 视觉效应

4. 三棱镜在透镜中的构成

三棱镜是组成球面透镜和柱面透镜最基本的光学单元。正球面透镜由底相对的大小不同的三棱镜旋转组成，如图3-8a所示；负球面透镜由顶相对的大小不同的三棱镜旋转组成，如图3-8b所示。正柱面透镜由底相对的大小不同的三棱镜单向排列组成；负柱面透镜由顶相对的大小不同的三棱镜单向排列组成。

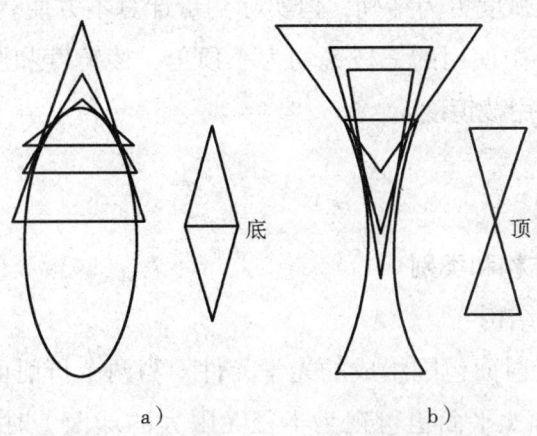

图3-8 三棱镜在正负球面透镜中的构成
a）正球面透镜 b）负球面透镜

5. 三棱镜的棱镜度和厘弧度

（1）棱镜度

棱镜度的单位符号为△。在距三棱镜 100 个长度单位距离处，产生与入射光方向 1 个长度单位的偏离，该三棱镜棱镜度即定为 1△。因长度单位习惯取 cm，故通常将 1△ 表述为：三棱镜使通过的光线在 1 m 处产生偏离入射光方向 1 cm 的偏移，该三棱镜棱镜度即定为 1△，如图 3-9a 所示。棱镜度 P 是偏向角正切的 100 倍，即：

$$P = 100 \times \tan d$$

（2）厘弧度

厘弧度的单位符号为▽。通过三棱镜的折射光线在 1 m 半径的圆周上，产生 1 cm 圆弧的偏移，该三棱镜厘弧度即为 1▽，如图 3-9b 所示。这里的 1 cm 是指弧长，而在棱镜度中是指偏移的切线距离。在角度小时，棱镜度与厘弧度两者极为接近，但随着角度的增大，两者的差距逐渐增大。

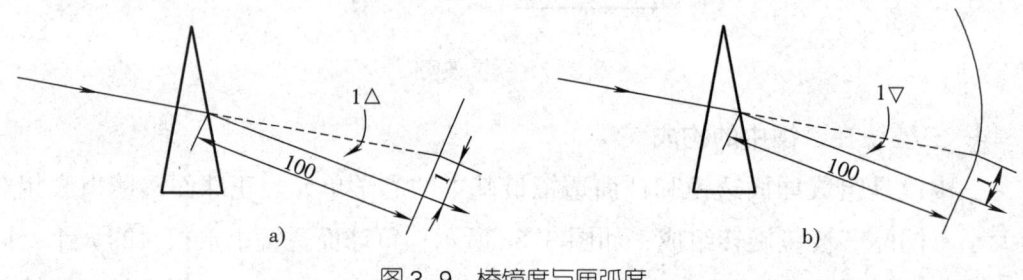

图 3-9 棱镜度与厘弧度
a）棱镜度 b）厘弧度

从理论上讲，厘弧度更为精确，但实际测量计算不方便。棱镜度虽不够精确，但使用方便。因眼科中使用的三棱镜均为小顶角，棱镜度和厘弧度相差甚微，故镜片箱中的三棱镜采用棱镜度。

四、球面透镜

1. 球面透镜的结构和类别

（1）球面透镜的结构

透镜是由两个折射面包围组成的光学元件。当两个折射面同为球面，或一面为球面另一面是平面（平面也可视为半径无限大的球面）时，则称为球面透镜，简称球镜，以 Sph 或 S 表示。当球面透镜中部厚度与两球面半径相比非常小时，称为薄透镜。一般常用的眼镜片均为薄透镜。

如图3-10所示，球面透镜前后两球面各有一球心C、C'，其连线CC'即为球面透镜的主光轴或主轴，该轴与球面透镜前后面的交点A、A'分别为前后顶点，O点表示球面透镜光学中心（光心）。对薄透镜而言，其前后顶点可认为均重合在O点上，即薄透镜的光心与前后顶点重合。

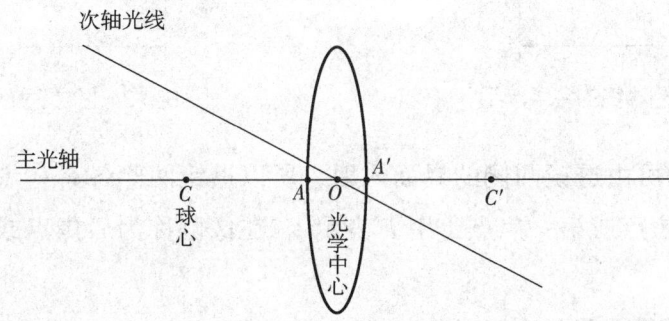

图3-10 球面透镜的主光轴、光心

（2）球面透镜的类别

1）依球面透镜的表面曲率及对入射光线的作用分为凸透镜、凹透镜两类。

凸透镜的中央部分较周边部分厚，对光线有会聚作用，故又称会聚透镜或正透镜；凹透镜的中央部分较周边部分薄，对光线有发散（散开）作用，故又称发散透镜或负透镜。

2）依球面透镜的切面形状分为六种类型，如图3-11所示。

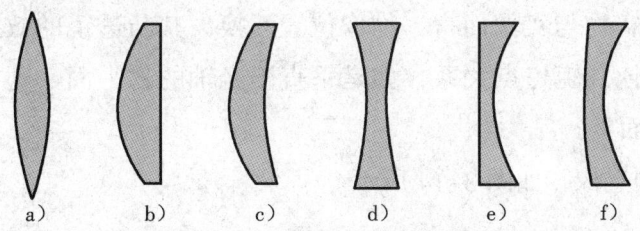

图3-11 球面透镜的类型
a）双凸透镜 b）平凸透镜 c）正新月透镜 d）双凹透镜 e）平凹透镜 f）负新月透镜

2. 球面透镜的光学特性

沿球面透镜主轴投射（即与主轴平行）的平行光线，经凸透镜屈折后会聚于光轴上的一点，该点称为焦点。因凸透镜所成的像为实像，故其焦点为实焦点，如图3-12所示。平行光线经凹透镜屈折后即向外发散，此发散光束反向延长线的交点为其焦点，为虚焦点（并非光线的实际会聚点），如图3-13所示。

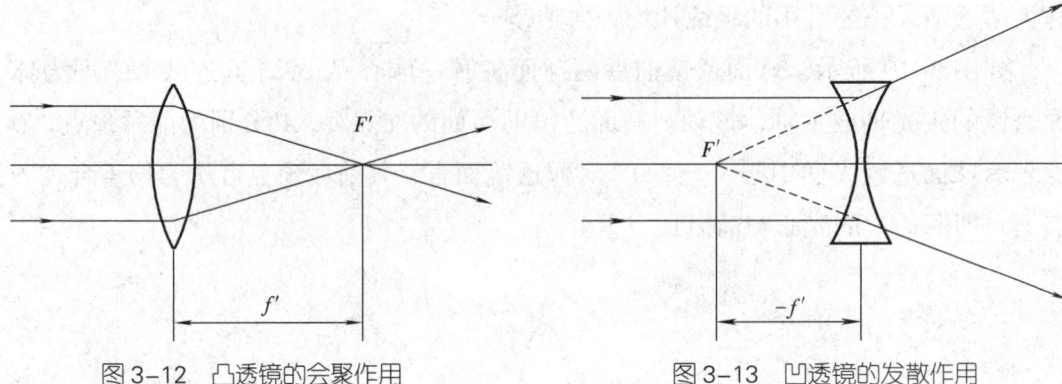

图 3-12 凸透镜的会聚作用　　　　图 3-13 凹透镜的发散作用

所有光线均可由透镜两侧的界面入射,所以透镜两侧各有一焦点。在光源侧(物方)称为前焦点或第一焦点(用 F 表示),在像侧称为后焦点或第二焦点(用 F' 表示)。

3. 球面透镜的成像规则及成像公式

(1) 球面透镜成像规则

1) 凡与主轴平行的投射光线,经凸透镜屈折后的光线会聚,通过焦点;而经凹透镜屈折后的光线发散,其反向延长线通过焦点。

2) 凡通过焦点的投射光线经屈折后,屈折光线与主轴平行。

3) 凡通过光心的光线不被屈折,仍沿原方向传播。

(2) 凸透镜成像特点

1) 物体与所成的实像居于凸透镜的两侧,物点与其相应的像点称为共轭焦点。就任何一组实物与实像而言,物像位置互换,其凸透镜的效果相同,即共轭焦点有互换性(依共轭焦点关系,如是垂直于光轴的物平面,则存在一对应的垂直于光轴的像平面)。

2) 实像为倒立像,如图 3-14 所示。

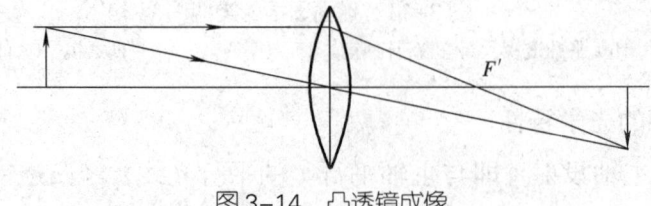

图 3-14 凸透镜成像

3) 物体位置与成像虚或实、倒或正、大或小都有密切关系。

（3）凹透镜成像特点

凹透镜所成的像，无论物体放于什么位置，都只能成正立缩小的虚像，且其像与物体在凹透镜同侧，如图3-15所示。

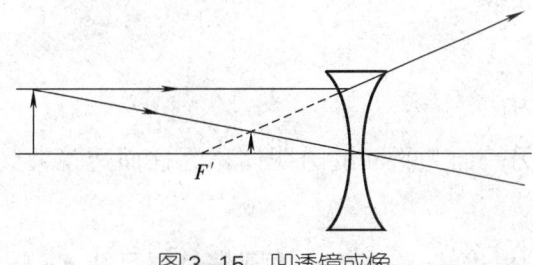

图3-15　凹透镜成像

（4）球面透镜成像公式

球面透镜置于空气中时，物体通过球面透镜的成像关系式为：

$$\frac{1}{f}=\frac{1}{v}+\frac{1}{u}$$

式中　f——焦距，焦点到球面透镜光心的距离；

　　　v——像距，像点到球面透镜光心的距离；

　　　u——物距，物点到球面透镜光心的距离。

【例】焦距为20 cm的凸透镜距一灯光50 cm，求该透镜对灯光清晰成像的位置。

解：已知f=20 cm，u=50 cm。根据公式$\frac{1}{f}=\frac{1}{v}+\frac{1}{u}$有：

$$\frac{1}{v}=\frac{1}{20\ \text{cm}}-\frac{1}{50\ \text{cm}}$$

$$v\approx 33.3\ \text{cm}$$

即该透镜对灯光清晰成像的位置是33.3 cm。

（5）球面透镜各子午线上屈光能力相等

由于球面透镜各方向上的曲率半径均相等，所以球面透镜各子午线上的屈光能力相等。

（6）球面透镜的视觉像移

通过移动镜片使得观察目标移动的现象称为视觉像移，这为镜片定性提供了快速、简便的方法。

将负球面透镜置于眼前，通过镜片观察远处目标缩小，缓慢上下平移镜片时，所见目标随镜片上下移动,称为顺动。

将正球面透镜置于眼前,通过镜片观察远处目标放大,缓慢上下平移镜片时,所见目标逆镜片移动方向而动,称为逆动。

五、柱面透镜

1. 柱面透镜的结构

一个面为柱面,另一面为平面的透明体称为柱面透镜,又称柱镜,符号为 cyl 或 C。

如图 3-16a 所示为一圆柱透镜体。该圆柱是由直线 EF 围绕 AB 这一固定转动轴旋转而得到的。固定直线 AB 即为圆柱轴,图中表示该轴在垂直方向。

如沿垂直方向从圆柱体上切下来一部分,如图 3-16b 所示,即为凸柱面透镜,又称凸柱镜、正柱镜。

如图 3-16c 所示为凹柱面透镜,等于从形成圆柱体的外模型上取下来的一部分,又称凹柱镜、负柱镜。

柱镜是散光透镜中最简单的形式。

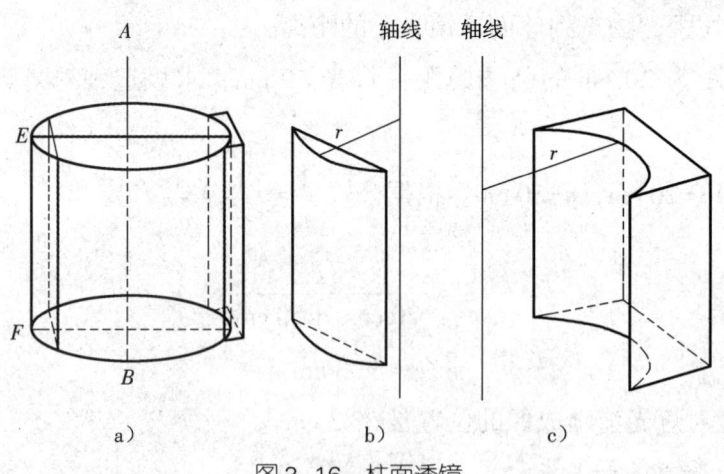

图 3-16 柱面透镜
a)圆柱透镜体 b)凸柱面透镜 c)凹柱面透镜

2. 柱面透镜的光学特性

(1)当投射光线沿柱面透镜轴的方向投射时,没有屈折作用,即不发生屈折。但若投射光线与柱面透镜轴成直角方向投射,则柱面透镜具有使光线会聚或发散的屈光性能。

（2）凡与柱面透镜轴成直角方向的平行投射光线，其屈折作用视凸柱面透镜或凹柱面透镜而异，如图3-17、图3-18所示。

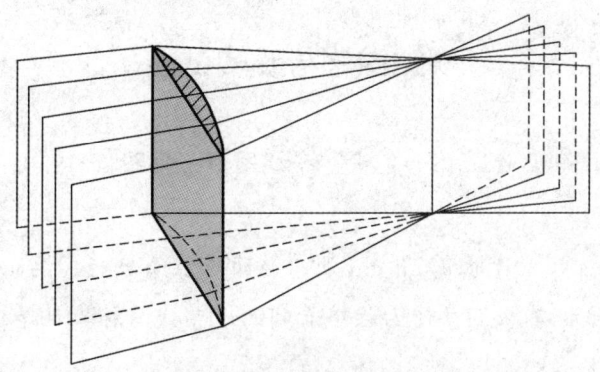

图3-17　凸柱面透镜的屈光

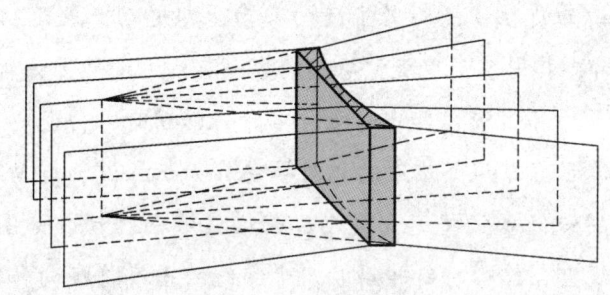

图3-18　凹柱面透镜的屈光

光线投于凸柱面透镜时，其屈折光线会聚，形成与柱面透镜轴方向平行的焦线；光线投于凹柱面透镜时，其屈折光线分散，反向延长后形成与柱面透镜轴方向平行的虚焦线。

（3）柱面透镜各子午线上屈光力不等，且按规律周期性变化。柱面透镜在与轴平行方向上的屈光力为零，与轴垂直方向上的屈光力最大，其他方向上的屈光力即斜向屈光力（斜向镜度）与其和轴向的夹角有关。柱面透镜的旋转试验即"剪刀运动"现象，就是由于柱面透镜各子午线方向的屈光力不同所致，这是不同于球面透镜的成像性质，故可用于判别透镜是否为柱镜或含有柱镜成分。

（4）柱面透镜也存在视觉像移，可由此快速对镜片定性，同时也是判定柱面透镜轴向的简易方法。

 **相关链接**

视觉像移与旋转试验

1. 在白纸上用黑色笔画一"十"字线图形（见图 3-19a），每一条黑线长约 15 cm。

2. 手持一柱镜置于眼前 15 cm 处，镜面与纸面平行，两眼自正上方通过柱镜看该十字线，不断调整使由柱镜看到的十字线与柱镜外十字线连成一线，如图 3-19b 所示。

3. 左右移动柱镜，上下移动柱镜。如移动时，镜内线段呈同向移动，即顺动，表示柱镜为负柱镜；而若呈反向移动，即逆动，表示柱镜为正柱镜。在做上述侧移时，其中不呈现视觉像移的那一直线方向即为该柱镜的轴向。

4. 柱镜置于十字线前以其中心点作顺时针转动时，会发现十字线的横线和垂线产生类似于剪刀两个刀刃的相对转动。如正柱镜轴与垂线重合作顺时针转动时，十字线的垂线将逆向转动，而横线顺向转动，如图 3-19c 所示。负柱镜轴与垂线重合作顺时针转动时，十字线的垂线将顺向转动，横线则逆向转动，如图 3-19d 所示。

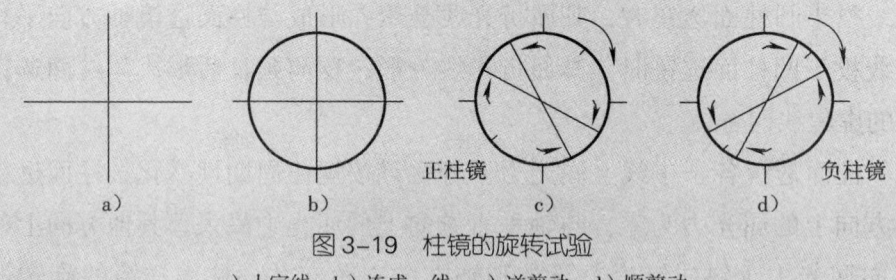

图 3-19 柱镜的旋转试验
a）十字线 b）连成一线 c）逆剪动 d）顺剪动

六、球柱面透镜

1. 球柱面透镜的结构

球柱面透镜是指两个屈光力不等（且不等于零）而相互正交的透镜，相当于一个球面透镜与一个柱面透镜的组合。单纯性散光者，因其某一子午线无须矫正，可使用单纯柱面透镜矫正；而复性散光者，两个主子午线均为屈光不正状态，且屈光力不等，可使用球柱面透镜矫正。球柱面透镜在眼科临床上又称为复性散光镜片。

2. 球柱面透镜的光学特性

来自远处发光点的平行光束，通过球柱面透镜后将于透镜后不同距离处形成两条互相垂直的直线，F_1为球柱面透镜水平子午面屈光力，F_2为其垂直子午面屈光力，设$F_1>F_2$，故平行光束通过水平切面，先形成一条竖焦线，而通过垂直切面的光线，则在上述焦线的后方形成一条水平焦线。此光束称史氏光锥，如图3-20所示。

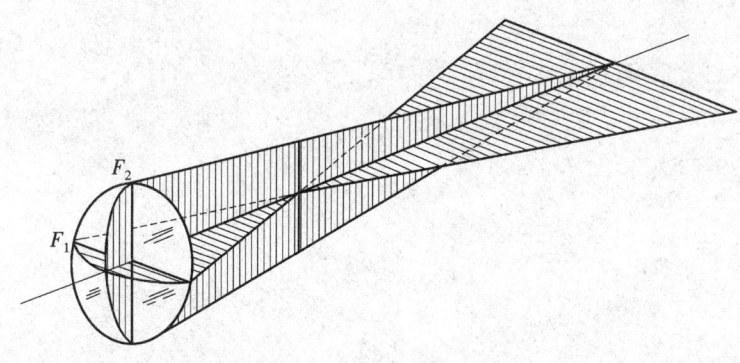

图3-20　史氏光锥

思考题

1. 什么是光？什么是光的二象性？
2. 人眼可见光的波长范围是多少？
3. 光学上，距离点光源多远的光可视为平面光波？
4. 光在介质中的传播速度与哪些因素有关？其关系如何？
5. 几何光学有哪些定律？各定律的内容是什么？
6. 什么是入射光线、反射光线、折射光线？
7. 简述三棱镜的光学特性。
8. 简述球面透镜的会聚作用和发散作用。
9. 凸透镜与凹透镜的成像各有哪些特点？
10. 简述柱面透镜的光学特性。

培训模块 四
眼镜光学知识

内容结构图

- 眼镜光学知识
  - 常用眼镜片
    - 眼镜球面透镜
    - 眼镜柱面（球柱面）透镜
    - 眼镜棱镜
  - 戴镜效果与镜片设计
    - 透镜的有效屈光力（有效镜度）
    - 眼镜的放大作用
    - 眼镜镜片的曲率和厚度
    - 眼镜的片型设计
  - 多焦镜片与特殊镜片
    - 多焦镜片
    - 特殊镜片

培训项目 1

常用眼镜片

一、眼镜球面透镜

1. 球面透镜屈光力及计算

（1）球面透镜屈光力

透镜对光线聚散度的改变程度称为透镜的屈光力，通常用 F 表示。屈光力的单位称为焦度，国际通用符号为 D。有关配装眼镜的国家标准中采用"顶焦度"的说法，眼镜行业习惯用语为焦度、光度、镜度等。

透镜对光线的偏折能力越强，焦距越短，反之则越长。因此，透镜的屈光力与焦距成反比，用下式表示：

$$F = \frac{1}{f}$$

式中　F——屈光力，D；
　　　f——焦距，m。

依符号规则，凸透镜的焦距为正，屈光力也为正，故凸透镜也称为正透镜或正镜；凹透镜的焦距为负，屈光力也为负，故凹透镜也称为负透镜或负镜。由于眼镜片的像侧焦距为从后顶点到像侧焦点的距离，故称为后顶焦距，眼镜片的屈光力称为后顶点屈光力（镜片国家标准中称为后顶焦度、顶焦度）。

（2）屈光力表示方法

球面透镜屈光力的表示，要在"D"后面加上球面透镜的简称"S"，即以"DS"表示。

屈光力通常以 1/4 DS 为间距，如 ±0.25 DS、±0.50 DS、±0.75 DS。若透镜的屈光力为零，则记录为 0.00 DS，称为平面透镜。在镜片箱中，屈光力以 1/8 DS 为间距，但表示为小数时，将第三位小数的"5"舍去，如 ±0.12 DS、±0.37 DS、

±0.62 DS、±0.87 DS 等。但若两者相加，则要将舍去的"5"计算在内，如 0.12 DS+0.12 DS=0.25 DS。使用镜片焦度计测量时，球面透镜的屈光力可精确到 0.01 DS。

（3）球面透镜的面屈光力（面镜度）计算

球面透镜有两个界面，每个面使光束聚散度改变的程度称为该球面透镜的面屈光力，通常称为面镜度。

将球面透镜置于空气中，设球面透镜前镜面屈光力为 F_1、曲率半径为 r_1，后镜面屈光力为 F_2、曲率半径为 r_2，球面透镜折射率为 n，t 为球面透镜的中心厚度，则：

$$F_1 = \frac{n-1}{r_1} \qquad F_2 = \frac{1-n}{r_2}$$

薄透镜屈光力：

$$F = F_1 + F_2$$

厚透镜屈光力：

$$F = F_1 + F_2 - \frac{t}{n} F_1 F_2$$

【例】要磨制折射率为 1.62，屈光力为 +5.00 D 的薄平凸透镜，试求磨制该曲面所需磨具的曲率半径。

解：已知 $n=1.62$，$F=+5.00$ D，由公式 $F = \frac{n-1}{r}$ 可得：

$$r = \frac{1.62-1}{+5.00 \text{ D}} = 0.124 \text{ m} = 124 \text{ mm}$$

即磨制该曲面所需磨具的曲率半径为 124 mm。

2. 球面透镜的联合

将两片或两片以上的透镜互相叠合、密接，其光学情况相当于一个新的透镜效果，此即透镜的联合。透镜联合的符号是"⌒"或"/"。

（1）两球面透镜同轴密接联合

这是最简单的透镜联合形式，联合后形成一个新的球面透镜，其符号与屈光力较强的球面透镜相同，屈光力为原两球面透镜屈光力的代数和。

+1.00 DS ⌒ +2.50 DS = +3.50 DS

+2.50 DS ⌒ −4.00 DS = −1.50 DS

（2）两球面透镜同轴间距联合

两薄球面透镜在同一介质中相隔一定距离同轴联合时，虽然光学中心在同一光轴上，但联合后的效果并不等于原两球面透镜屈光力的代数和，而必须考虑其间的距离，可用下述公式进行计算。

$$F=F_1+F_2-dF_1F_2$$

式中　F——联合后新形成球面透镜的屈光力，DS；

　　　F_1——一球面透镜的屈光力，DS；

　　　F_2——另一球面透镜的屈光力，DS；

　　　d——两透镜的间距，m。

【例】两球面透镜的屈光力分别为 +9.00 DS、+6.00 DS，两球面透镜间为空气，求两球面透镜间距分别为 1 cm、5 cm、10 cm、20 cm 时联合所形成球面透镜的屈光力。

解：$d=1$ cm：

$$F=9\text{ DS}+6\text{ DS}-0.01\text{ m}\times 9\text{ DS}\times 6\text{ DS}=+14.46\text{ DS}$$

$d=5$ cm：

$$F=9\text{ DS}+6\text{ DS}-0.05\text{ m}\times 9\text{ DS}\times 6\text{ DS}=+12.3\text{ DS}$$

$d=10$ cm：

$$F=9\text{ DS}+6\text{ DS}-0.1\text{ m}\times 9\text{ DS}\times 6\text{ DS}=+9.6\text{ DS}$$

$d=20$ cm：

$$F=9\text{ DS}+6\text{ DS}-0.2\text{ m}\times 9\text{ DS}\times 6\text{ DS}=+4.2\text{ DS}$$

3. 球面透镜的转换

（1）形式（或片形）转换

在保持球面透镜屈光力不变的前提下，将球面透镜由一种形式（或片形）改变为另一种形式（或片形），称为形式（或片形）转换。

当球面透镜形式发生转换时，球面透镜总屈光力必须保持不变，所以在球面透镜形式转换时，若其中一球面改变形式，即增加或减少屈光力，则另一球面必定要减去或增加相应的量，这样才能保持总屈光力不变。

例如：+3.00 DS 的透镜，如制成平凸透镜，则透镜的一面为平面，另一面的屈光力为 +3.00 DS；如制成新月透镜，透镜的凸面若为 +6.00 DS，则另一面为 −3.00 DS。

透镜形式的转换理论上可任意选择，但在实际工作中，为尽可能减少或消除镜片的像差，达到最佳佩戴效果，通常透镜采用最佳的新月形。而同样是新月形，不同基弯的镜片，设计片形也有所不同。镜片直径相同时，基弯越大，镜片越厚。

（2）顶点转换

1）顶点转换概念。主点屈光力（主焦度）转化为后顶点屈光力（后顶焦度）的换算称为顶点转换。

2）主点屈光力（主焦度）。前已述及透镜的屈光力为焦距的倒数，而透镜焦距应是透镜像方主点（第二主点）至像方焦点的距离（以 m 为单位）。因焦距是从主点开始测量的，故称为主点屈光力。如前述的薄透镜公式 $F=F_1+F_2$ 和厚透镜公式 $F=F_1+F_2-\dfrac{t}{n}F_1F_2$ 均是计算主点屈光力的公式。

3）后顶点屈光力（后顶焦度）。主点位置不易确定，而后顶点是容易固定的参考点，所以在眼镜光学中，其焦距从后顶点开始测量，即透镜后顶点至透镜像方焦点的距离，该焦距倒数为后顶点屈光力，又称后顶焦度、顶焦度。测定眼用透镜屈光力的焦度计，刻度盘上标示的即是后顶点屈光力值。

主点屈光力要转换为后顶点屈光力须经公式换算。

4）眼镜片的顶点转换。用于眼镜的镜片一般都是薄透镜，由于透镜的厚度可忽略不计，故透镜的主点屈光力与后顶点屈光力是相等的，即后顶点屈光力等于前后两面屈光力之和。但实际上镜片总有一定厚度，有时测得的眼镜片后顶点屈光力与主点屈光力就有误差，这个误差必须小于 0.125 DS，否则戴镜者难以接受。

二、眼镜柱面（球柱面）透镜

1. 柱面透镜的屈光力及轴向标示

（1）柱面透镜屈光力

柱面透镜沿轴向没有屈光力，与轴垂直的方向屈光力最大，此即为该柱面透镜的屈光力，单位仍是焦度（D）。柱面透镜屈光力的表示，要在"D"后面加上柱面透镜的简称"C"，即以"DC"表示。

（2）柱面透镜的轴向标示

在书写柱面透镜屈光力时，必须同时注明轴的方向。轴向标示方法有如下几种：

1）标准标示法。标准标示法又称 TABO 法，为国际上广泛采用的轴向标记方法。该标示法不论左右眼，均以观察者面向戴镜者时水平方向右侧为0°，沿逆时针方向增大角度读数，垂直方向为90°，左侧水平方向为180°，如图4-1所示。由于水平轴下方度数与水平轴上方度数是相连的直线，故柱镜轴向只有平角以内。

柱镜轴向标示习惯上用180°代替0°；轴向角度符号"°"通常可省略。

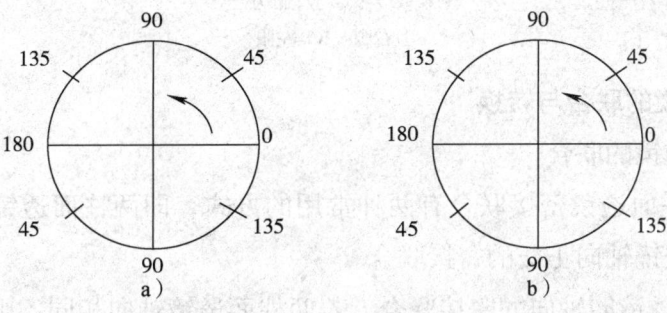

图4-1 标准标示法
a）右眼 b）左眼

2）鼻端轴向标示法。鼻端轴向标示法在测定时以戴镜者两眼水平线的中央（鼻侧）点为基点（0点），面向被检者向颞侧增大读数至180，即左眼依顺时针方向、右眼依逆时针方向测定角度，如图4-2所示。

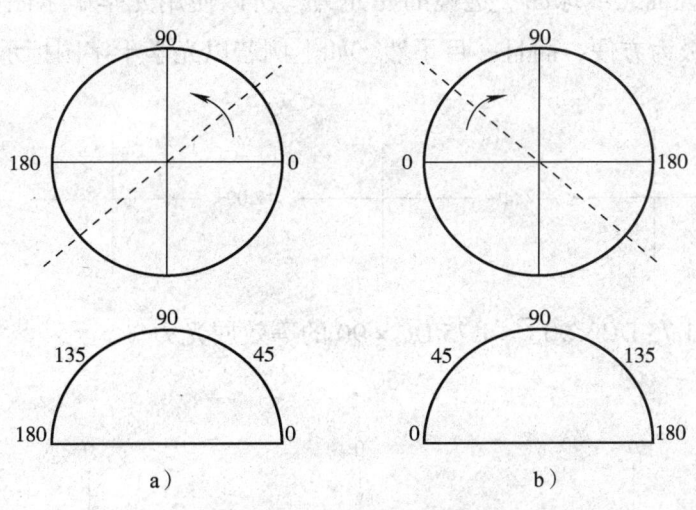

图4-2 鼻端轴向标示法
a）右眼 b）左眼

3）太阳穴标示法。太阳穴标示法与鼻端轴向标示法相反，测定时以戴镜者两眼水平线的外侧（颞侧）点为基点（0点），面向被检者向鼻侧增大读数至180表示轴向度数，如图4-3所示。

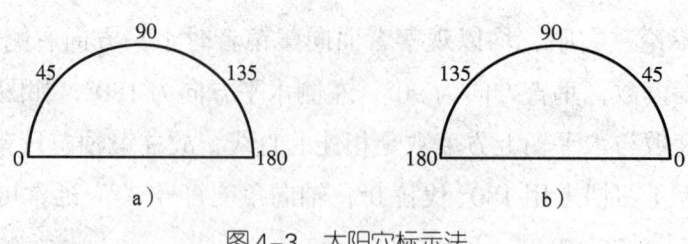

图 4-3 太阳穴标示法
a）右眼　b）左眼

2. 柱面透镜的联合与转换

（1）柱面透镜的联合

两个极薄柱面透镜密接联合有两种常用的方式，即两柱面透镜同轴向的密接联合和两柱面透镜轴向正交的密接联合。

1）两柱面透镜同轴向的密接联合。若两柱面透镜轴向相同，则密接组合后的屈光力为原两柱面透镜屈光力的代数和，轴向与原柱面透镜相同。

如：$-2.50\,DC\times 90 \bigcirc +2.00\,DC\times 90 = -0.50\,DC\times 90$

为方便讨论柱面透镜的联合，常使用光学十字图表达。十字的两条线分别代表轴的方向和最大屈光力方向，该十字亦是两主子午线的位置，同时在子午线上标出该方向上柱面（或球面）透镜的屈光力，所以使用光学十字图探讨镜片联合后的光学效果极为方便，而且一目了然。如上例若以光学十字图标示，则为：

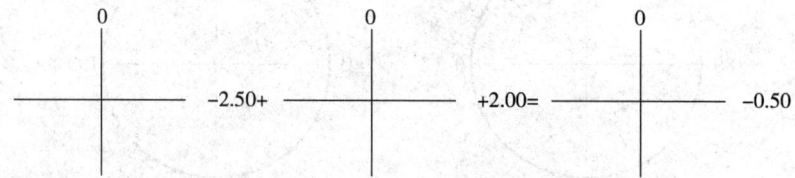

【例】求 $+1.75\,DC\times 90 \bigcirc -1.75\,DC\times 90$ 的等效屈光力。

解：

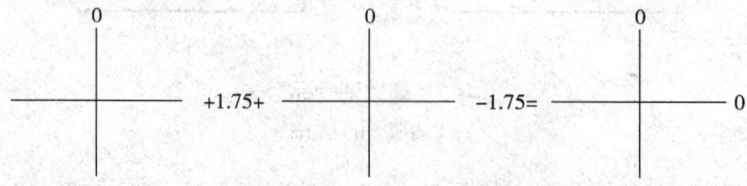

本例说明两柱面透镜同轴向密接联合时，若柱面透镜屈光力相等但正负不同，则联合后相互中和。

2）两柱面透镜轴向正交的密接联合。两柱面透镜轴向互相垂直而密接联合，称为正交联合。

①两柱面透镜正交密接，若两柱面透镜屈光力相等，则联合后等效为一球面透镜，其屈光力与原柱面透镜屈光力相同。

【例】求 +0.50 DC×180◯+0.50 DC×90 的等效屈光力。

解：依题意画光学十字图为：

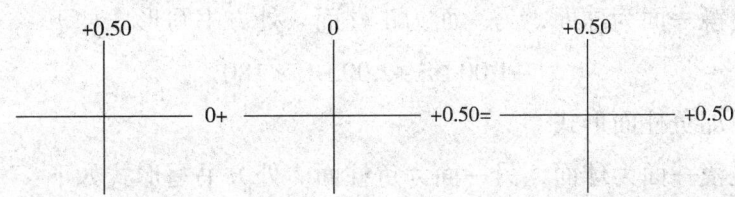

即：+0.50 DC×180◯+0.50 DC×90=+0.50 DS

②两柱面透镜正交密接，若两柱面透镜屈光力不等，则联合后等效为一新球柱面透镜。

【例】求 +1.00 DC×90◯+3.00 DC×180 的等效屈光力。

解：依题意画光学十字图：

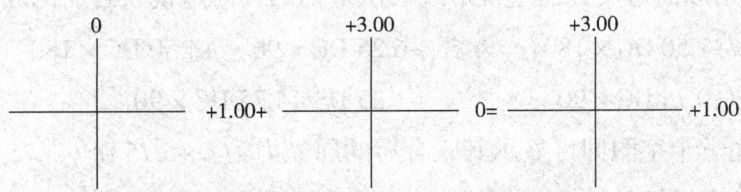

可知上述正交柱面透镜联合后等效为一新球柱面透镜，其处方书写形式有两种：令球面屈光力为 +3.00 D，则为 +3.00 DS/-2.00 DC×90；令球面屈光力为 +1.00 D，则为 +1.00 DS/+2.00 DC×180。

（2）柱面透镜的转换

柱面透镜的转换包括形式（或片形）转换和球柱转换，这里仅叙述形式（或片形）转换。

柱面透镜和球面透镜一样，可转换成各种总屈光力不变而类型不同的柱面透镜，只是这种形式转换如将柱面透镜的一面制成球面，另一面则需制成复曲面，又称托力克面。

3. 球柱面透镜的屈光力

由于薄透镜的屈光力等于前后两面屈光力之和，因此球柱面透镜可有三种组合形式。

(1) 正交柱面形式

球柱面透镜可分解为正交的两个柱面透镜，分属镜片前后两面。处方书写形式如下：

$$+1.00\ DS/+2.00\ DC \times 180 = +1.00\ DC \times 90 \bigcirc +3.00\ DC \times 180$$

(2) 球面加正柱面形式

球柱面透镜一面为球面，另一面为正柱面。处方书写形式如下：

$$+1.00\ DS/+2.00\ DC \times 180$$

(3) 球面加负柱面形式

球柱面透镜一面为球面，另一面为负柱面。处方书写形式如下：

$$+3.00\ DS/-2.00\ DC \times 90$$

4. 球柱面透镜的联合与转换

(1) 球柱面透镜的联合

1) 同轴向的球柱面透镜联合，可用求代数和的方法求得联合结果。

2) 轴向互相垂直的球柱面透镜联合，可用光学十字图的方法求得联合结果。

【例】试用球面与负柱面透镜形式表示下列四片薄透镜联合后的屈光力：

+0.75 DS/+1.50 DC × 180　　　+6.25 DC × 90 ◯ +4.50 DC × 180

−2.25 DS/+0.75 DC × 90　　　+1.25 DS/−4.75 DC × 90

解：以光学十字图即可显示其联合后的屈光力为：+5.75 DS/−3.75 DC × 90。

(2) 球柱面透镜的转换

球柱面透镜有三种组合形式，即正交柱面形式、球面加正柱面形式和球面加负柱面形式。这三种形式可互相转换，片形虽改变，但却具有相同的光学效果。

片形转换除利用光学十字图直观表现以外，还可用光学恒等变换的规则，即行业中俗称的"翻轴位"方式，将一种球柱面形式转换为另一种球柱面形式，其步骤如下：

1) 新球面透镜的屈光力为原球面透镜与柱面透镜屈光力的代数和。

2) 新柱面透镜的屈光力与原柱面透镜屈光力相同，但符号相反。

3) 新柱面透镜轴向与原柱面透镜轴向垂直。

可将上述内容总结为七字口诀：代数和、变号、转向。

如：+2.00 DS/+2.00 DC × 90 = +4.00 DS/−2.00 DC × 180

−6.50 DS/+2.50 DC × 90 = −4.00 DS/−2.50 DC × 180

−2.25 DS/−1.50 DC × 180 = −3.75 DS/+1.50 DC × 90

三、眼镜棱镜

1. 棱镜底向标示

利用棱镜矫正视力，主要是将视线折向顶角。但书写棱镜的处方时，是以棱镜底的方向标示的。一般有四个基本方向作为棱镜底的标示方位，即上、下、内、外，习惯写作：底朝上或 BU，底朝下或 BD，底朝内或 BI（基底在鼻侧），底朝外或 BO（基底在颞侧）。

临床上根据视力矫正的需要，有时候棱镜底在偏离四个基本方向的倾斜位置。对于棱镜底向有以下几种标示法：

（1）老式标示法

老式标示法是将眼的视线方向分为四个象限，即上内、上外、下内、下外，以象限加角度读数标出棱镜底的方向。无论左右眼，均以戴镜者水平向左侧为 0°，逆时针方向增加度数，正上方垂直方向为 90°，右侧水平方向为 180°，如图 4-4 所示。

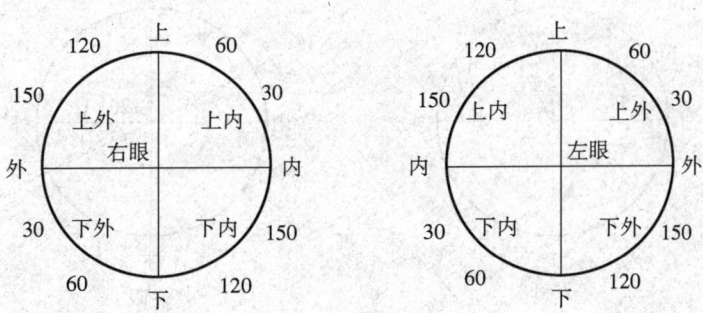

图 4-4　老式标示法

（2）新式标示法

新式标示法是将眼的视线方向分为上、下两半圆，以上或下加角度读数标出棱镜底的方向。这种方法比老式标示法更加简便，如图 4-5 所示。

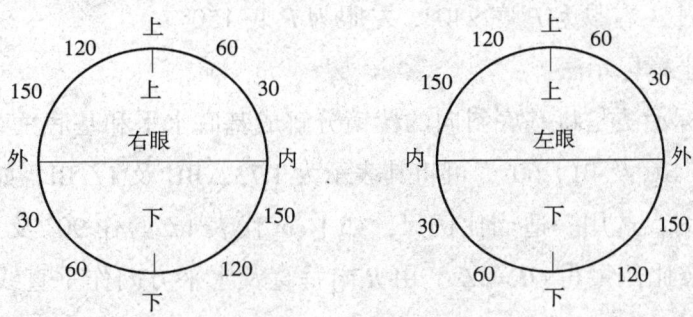

图 4-5　新式标示法

（3）360°标示法

360°标示法又称量角规法。该法是将棱镜底的方向按圆周角度直接写出实际方向角度读数，如图4-6所示。

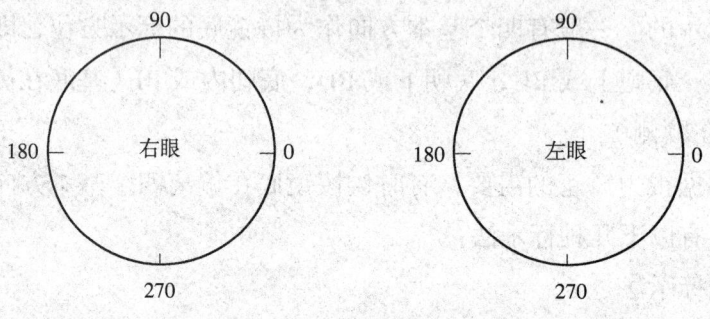

图4-6　360°标示法

【例】棱镜底顶线位置如图4-7所示，请分别用上述的老式标示法、新式标示法和360°标示法标出其底向。

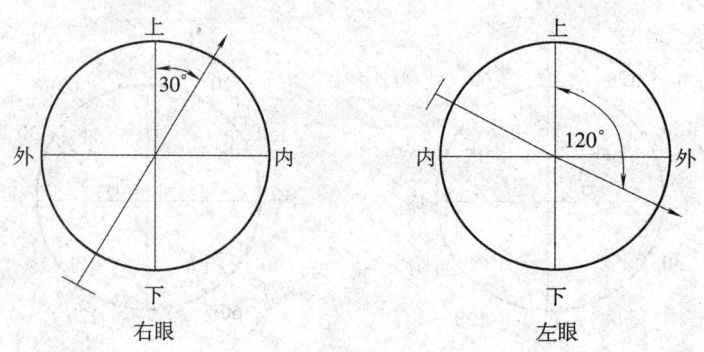

图4-7　棱镜底顶线位置

解：

老式标示法：右眼为 P 底下外 60°，左眼为 P 底上内 150°。

新式标示法：右眼为 P 底下 60°，左眼为 P 底上 150°。

360° 标示法：右眼为 P 底 240°，左眼为 P 底 150°。

（4）直角坐标标示法

直角坐标标示法是将基底斜向的棱镜分解成基底水平和基底垂直的两个棱镜。如三棱镜 2△（BU 及 BI）60°，可将其表示为 1.73△BU 及 1△BI，如图4-8所示。

标示方法为：选用一适当比例尺，如 1 cm 代表 1△。作 90° 及 180° 的两条垂直线，沿 60° 按比例量得 $OR=2\triangle$。由 R 向垂直及水平方向作垂直线（RV 及 RH）。OV 代表棱镜作用的垂直成分，$OV=OR\sin60°=1.73\triangle BU$。OH 代表棱镜作用的水平成分，$OH=OR\cos60°=1\triangle BI$。即 $2\triangle$（BU 及 BI）60°，可分解为 $1.73\triangle BU$ 和 $1\triangle BI$。

2. 球面透镜中的棱镜效应

球面透镜可视为由多块棱镜基底相连或尖端相接而成，如图 3-8 所示。当平行光轴的光线通过球面透镜时必将发生偏折，折向镜片的最厚部分（即折向棱镜的基底），且离开中心越远其偏折能力越大，球面透镜的这种作用称作球面透镜的棱镜效应。

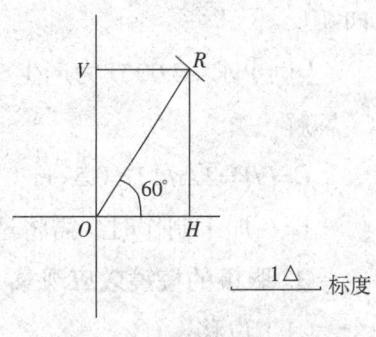

图 4-8　直角坐标标示法

（1）Prentice 规则

由上述可知，当眼的视轴与镜片光心有偏位时，即入射光线未通过光心，光线就会发生偏折，产生类似于用棱镜视物的效果，离光心越远这种偏折越强。球面透镜上任一点对光线的偏折力即称为该点的棱镜效应，亦即该点所具有的棱镜度，根据 Prentice 规则可计算得到：

$$P=CF$$

式中　P——球面透镜上任意一点的棱镜效应（棱镜度），$\triangle$；

C——该点到光心的距离，cm；

F——透镜屈光力，D。

棱镜效应的底向：对于凸透镜，光心代表其产生棱镜效应的底；对于凹透镜，光心代表其产生棱镜效应的顶。

（2）球面透镜上任意一点的棱镜效应

【例】某患者戴镜，右眼为 +3.50 DS，左眼为 –4.00 DS，试分别计算在球面透镜光心下方 5 mm、光心内侧 4 mm 处的棱镜效应。

解：

在光心下方 5 mm 处：

右眼：$P=CF=0.5\ \text{cm}\times 3.5\ \text{D}=1.75\triangle$（BU）

左眼：$P=CF=0.5\ \text{cm}\times 4\ \text{D}=2\triangle$（BD）

在光心内侧 4 mm 处：

右眼：$P=CF=0.4\ \text{cm}\times 3.5\ \text{D}=1.4\triangle$（BO）

左眼：$P=CF=0.4\ \text{cm}\times 4\ \text{D}=1.6\triangle$（BI）

（3）球面透镜移心规则

如果配镜时需产生棱镜效应，那么可以利用上述规则 $C=P/F$ 计算光心移位量的大小,即通过移动光心产生棱镜效应。在凸透镜上产生棱镜效应时,移心方向与所需棱镜底方向相同;在凹透镜上产生棱镜效应时,移心方向与所需棱镜底方向相反。

【例】求 –4.00 D 为产生 2△ 底朝下所需的光心移心量及方向。

解:

$C=P/F=2△/4\ D=0.5\ cm$(向上移)

即在加工制作时,需将透镜的光心偏离瞳孔中心向上移 0.5 cm。

3. 眼镜的棱镜效应现象

(1)位移

眼镜片可看作由多块棱镜基底相接或尖端相接而成的透镜,故当镜片光心距与瞳距不等时,就会产生棱镜效应,出现物体向棱镜尖端移位的现象,称为位移,如图 4-9 所示。

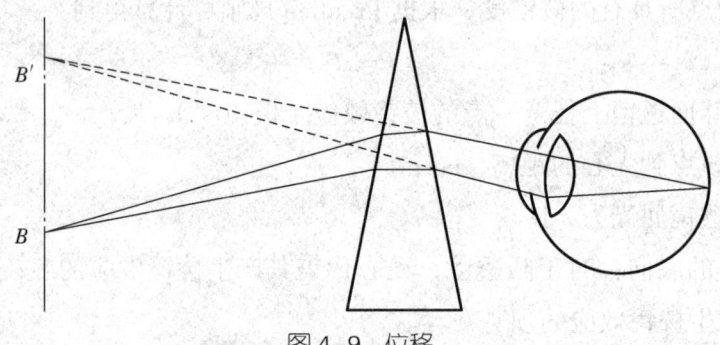

图 4-9 位移

因此,配镜必须要求光心距与瞳距一致。但即使如此,当观看上下左右物体时,眼球转动导致视轴不通过镜片光心,也会产生棱镜效应。若双眼焦度相同,视线偏离光心距离相同,其棱镜效应相同,基底方向相反,依"均分棱镜度法",两棱镜作用彼此抵消,戴镜者不会有不适感。若左右眼矫正镜度不同时,偏心注视就会产生不同的棱镜效应,两者之差即为"差异棱镜效应"。

差异棱镜效应可导致相对位移程度不等、所需视轴转向程度不同、眼肌的肌力不等,使戴镜者易产生视觉干扰症状。

(2)色散效应

白光(如日光)是由七种不同波长的色光组合而成的,当通过透镜时,因眼镜的棱镜效应散开为七种不同颜色的光,这种现象称为色散。

各种色光因色散导致有不同的传播光路、不同的成像位置和成像高度,即为色像差（简称色差）。其中的横向色差与棱镜效应密切相关，如戴镜者通过眼镜片边缘看远处物体时，常见物体周围有色彩环绕，即为横向色差的表现。

（3）像跳

戴双光眼镜者常感视物突然向上跳动，称为像跳，如图4-10所示。这是因为人眼从远看近，当视轴越过子片上缘时，子片产生底朝下的棱镜效应。像跳的程度取决于子片的屈光力（近附加焦度）和子片顶心距。

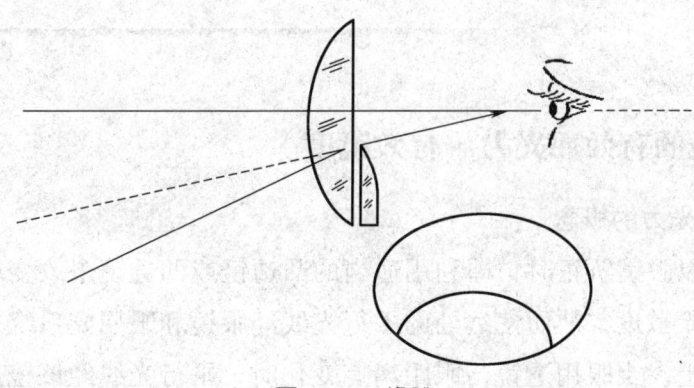

图4-10　像跳

4. 眼镜偏心的棱镜基底

在配镜时要求两镜片光心距与瞳距相等，这样人眼在戴眼镜平视前方时，眼的视轴（线）才正好通过眼镜片的光心而不产生棱镜效应。若在水平方向上镜片光心位置与瞳孔中心位置不一致，即为眼镜的水平向偏心。若左右眼镜片的光心未在同一水平，则发生眼镜的垂直向偏心。依上述有关棱镜效应的阐述，不难理解在该情况下患者会出现一系列视觉干扰症状。

关于偏心时产生的棱镜效应，如为凸透镜，当光心距大（小）于瞳距时，产生基底朝外（内）的棱镜效应，如图4-11所示；而若为凹透镜，当光心距大（小）于瞳距时，产生基底朝内（外）的棱镜效应。

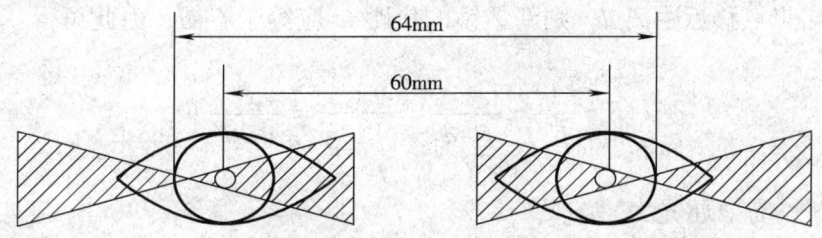

图4-11　凸透镜光心距大于瞳距时，产生基底朝外的棱镜效应

培训项目 2

戴镜效果与镜片设计

一、透镜的有效屈光力（有效镜度）

1. 有效屈光力的概念

非正视眼以眼镜矫正时，即利用适当的凸透镜或凹透镜来改变所视物点入射至眼的光线的聚散度，从而使远处的平行光线经眼镜和眼屈光系统后聚焦于视网膜这一焦平面上。当眼用透镜与眼距离有变化时，平行光线经该镜后将不再聚焦在上述焦平面上，该镜的实际屈光力（实际顶焦度）已不同。即当镜眼距（镜片与眼球间距离）改变时，该镜片的有效度即随之改变。换言之，屈光不正者戴镜矫正，如所戴眼镜位置不同，则需在不同位置予以不同屈光力的矫正镜片，但其在各自位置上所起效力相同，这些使平行光线聚焦在同一位置的各镜片就称为具有等效作用的眼镜片。

上述眼用透镜因其距离不同而产生不同屈光力的光学效果，或不同的眼用透镜因其距离不同而产生相同屈光力的光学效果，称为透镜的有效屈光力（有效镜度）。

2. 透镜有效屈光力的计算

设一透镜屈光力为 F，其焦距为 f'，如图 4-12 所示。若将其焦点位置固定，而将透镜向焦点移近距离 d，则新透镜的焦距 f_e' 应等于 $f'-d$，由此可得：

$$F_e = \frac{1}{f_e'} = \frac{1}{f'-d} = \frac{1}{\frac{1}{F}-d} = \frac{F}{1-dF}$$

式中　F_e——有效屈光力，D；

　　　d——移动距离，m。

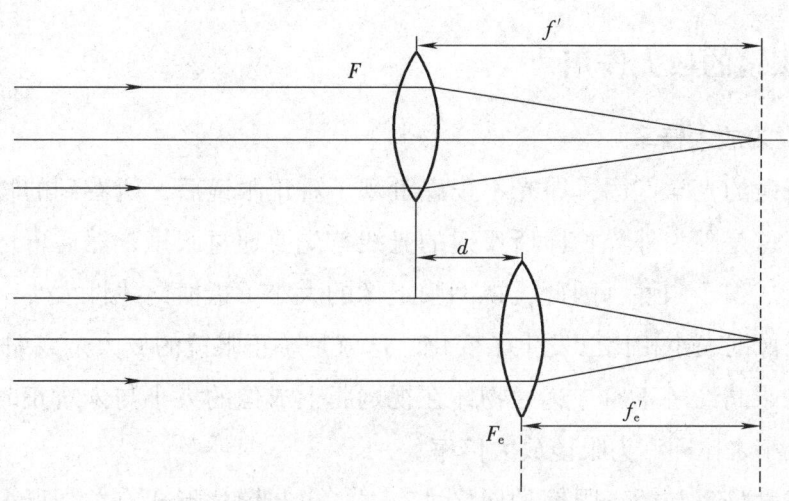

图 4-12 透镜的有效屈光力

透镜向右移时（即该移动距离在透镜的右侧时），d 取正值；透镜向左移时（即该移动距离在透镜的左侧时），d 取负值。

【例】已知一眼镜 F=+12.00 D，戴在眼前 12 mm 处，若改配接触镜，其屈光力应为多少？

解：F=+12.00 D，d=0.012 m。

依公式：$F_e=F/(1-dF)$ =12 D/（1-0.012 m × 12 D）≈ +14.00 D

即戴 +14.00 D 的接触镜就等效于戴 +12.00 D 的眼镜在眼前 12 mm 处的光学效果。

3. 镜眼距改变对镜片等效屈光力的影响

（1）凸透镜的等效屈光力

戴凸透镜，若镜眼距增加，则原矫正眼镜的有效屈光力相应增加，故必须降低相应镜片的屈光力，才可保持原有的矫正效果。相反，如镜片移近眼睛，即镜眼距减小，则原矫正眼镜的有效屈光力相应减小，就必须增加相应镜片的屈光力，以保持原有的矫正效果。

（2）凹透镜的等效屈光力

戴凹透镜，若镜眼距增加，则原矫正眼镜的有效屈光力减小，故必须增加相应镜片的屈光力，才可保持原矫正效果；反之，如镜眼距减小，则原矫正眼镜的有效屈光力增加，必须降低相应镜片的屈光力，以保持原有的矫正效果。所以常见到近视患者将近视镜紧贴眼部视远，即减小镜眼距以提高有效屈光力。

二、眼镜的放大作用

1. 眼镜的放大倍率

由于眼镜的光学作用，屈光不正患者戴了矫正眼镜后，所看到的物体与戴镜前已不同，这是因为外界物体所反射的光线首先要通过眼镜，然后再通过眼屈光系统的屈折成像于眼底。因此，视网膜上像的大小（指横向线性大小）与未矫正时视网膜上像的大小相比已发生了变化，这就是矫正眼镜的放大（或缩小）作用。屈光不正的眼睛经矫正后，远处物体在视网膜上成像的大小与未矫正时在视网膜上成像的大小之比即称为眼镜放大倍率。

眼镜放大倍率与矫正眼镜的屈光力有关，也与镜片形式有关。所谓的镜片形式因素（片形因素），即镜片的中央厚度、镜片材料的折射率和镜片前表面的屈光力（弯曲程度）。眼镜总放大倍率 SM 同时考虑镜片的屈光力因素和形式因素，是屈光力放大倍率与形式放大倍率的乘积，即：

$$SM = \frac{1}{1 - \frac{t}{n} F_1} \times \frac{1}{1 - d F'_V}$$

式中　　t——镜片的中央厚度，m；

　　　　n——镜片材料的折射率；

　　　　F_1——镜片前表面的屈光力，D；

　　　　F'_V——矫正眼镜的屈光力（后顶焦度），D；

　　　　d——镜片后顶点至眼（角膜顶点）的距离（理论上为眼镜与人眼屈光系统这两组透镜的间距），m。

上述公式旨在使初学者了解与镜片放大倍率相关的因素，明白其中任一因素的改变，均会导致眼镜放大倍率的改变，即包含了等像眼镜的原理。而从另一角度可以理解成一副眼镜尽管镜度相同，若其形式或厚度不同，戴用后在视网膜上成的像也会大小不等，从而使戴镜者出现眼胀、头晕、视疲劳甚至复视等症状。临床上常见到有的患者戴用眼镜已十余年，甚至几十年，一旦换镜，即使镜度相同也会出现不适，其中镜片形式、折射率、厚度等的改变导致像大小的变化是一个不可忽视的原因。

2. 散光眼镜的视物变形

未矫正的散光眼由于眼的两个主子午线（面）放大率有差异，遂产生视网膜像的变形，大约每 1.00 D 角膜散光有 0.3% 的像变形。在散光眼被散光镜片矫正后，视网膜上的像由模糊转为清晰，但此时视网膜上的像仍存在变形，这是由于镜片两个主方向的屈光力不同导致放大倍率有差异。而若散光镜片的球柱面加工在镜片前表面，即行业中所说的外散镜片时，影响放大率的形式因素影响更大，视物变形会更为严重。

三、眼镜镜片的曲率和厚度

1. 眼镜镜片的曲率和测量方法

（1）镜片的曲率

曲率在几何学中的定义为圆弧的弧长与其所对应的夹角的比值，是表征一个曲面的重要参数。通俗地讲，曲率即为曲率半径的倒数。一般来说，曲率以大写字母 R 表示，曲率半径以小写字母 r 表示，则：

$$R = \frac{1}{r}$$

若 r 以 m（米）为单位，则 R 的单位为 m^{-1}。

在眼镜光学中，已知单折射球面的屈光力为：

$$F = \frac{n'-n}{r}$$

一般情况下，镜片折射面的一方为空气（折射率 $n_0=1.0$），另一方则处于镜片内，折射率为 n。以 F_1 表示镜片前折射面的屈光力，以 F_2 表示镜片后折射面的屈光力，则：

$$F_1 = \frac{n-1}{r_1} = (n-1)R_1$$

$$F_2 = \frac{1-n}{r_2} = -(n-1)R_2$$

F_1、F_2 在行业中也称弯度。简化计算时，可将镜片按薄透镜公式计算。

（2）镜片曲率的测量方法

镜片曲率一般采用镜片测度表测量。它的测量头由两边的两个固定触针和中间的一个活动触针构成，如图 4-13 所示。

当把三个触针垂直对着透镜的表面，中央可动的触针可按照透镜的表面弯曲形式上下移动，并带动指针转动，镜片测度表将指针移动的距离（即镜面在两固定触针间的矢高）换算为折射面的屈光力。

如转动镜片测度表的三个触针在镜片的不同方向，即可测定透镜表面不同子午线上的屈光力。据此可算出透镜表面的散光度及其轴位。

镜片测度表上的分度大多是根据某一固定折射率（n_T=1.523 或 n_T=1.530）为标准计算所得。任何其他折射率的透镜，如用这种仪器测定，都须附加校正。

用镜片测度表所测得的面焦度，称为显示焦度，用 F_T 表示。对于符合该折射率的镜片，显示焦度 F_T 即为实际面焦度 F_R。

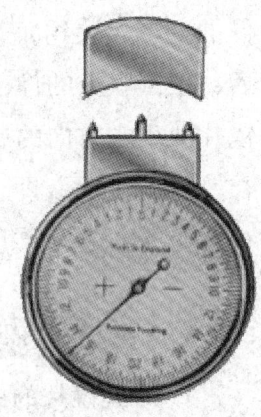

图4-13 镜片测度表

若镜片的折射率与镜片测度表所对应的折射率不同，则应通过下式计算：

$$F_R = \frac{n-1}{n_T-1} F_T$$

式中　n——被测镜片的折射率。

镜片测度表在使用之前，要先放在平面上把指针校正为零，以保证所测数据准确。

2. 眼镜镜片的厚度和测量方法

眼镜镜片的厚度是在满足镜片焦度的前提下，达到一定强度要求的镜片参数。

测量镜片的中心厚度比较容易，只要用厚度卡或百分表直接在镜片的几何中心点垂直于镜片表面测量就可以了。但是，为保证镜片的强度，要测量镜片的最小厚度。凹透镜的最小厚度在几何中心点，凸透镜的最小厚度为边缘厚度。测量边缘厚度时，不能直接用厚度卡或百分表进行测量（因为较难保证测量方向与镜面垂直），应通过测镜片的中心厚度及两曲面的矢高来进行计算以得到镜片的边缘厚度。

图4-14中，粗圆弧代表镜片的一个曲面，以 r 代表该曲面的曲率半径，y 代表透镜弦长的一半，s 代表该圆弧的弧矢高度（矢高）。根据几何公式可得：

$$s = r - \sqrt{r^2 - y^2}$$

即：

$$r = \frac{s}{2} + \frac{y^2}{2s}$$

图4-15中，t 为中心厚度，e 为边缘厚度，s_1、s_2 分别为前曲面及后曲面的矢高。对于新月形凸透镜，有：

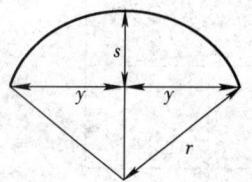
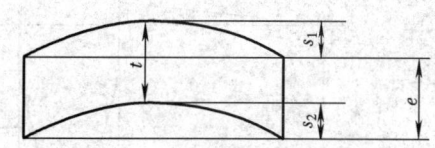

图 4-14　矢高计算　　　　图 4-15　新月形凸透镜的厚度

四、眼镜的片型设计

在几何光学有关折射定律的讨论中已知，光线通过两个不同介质的界面时遵循折射定律：

$$n\sin\theta = n'\sin\theta'$$

在前述眼镜光学对物像关系的讨论中，均引用了理想化的公式。理想光学系统的公式是以入射角 θ 非常小（$\sin\theta \approx \theta$）为前提的，所以，实际光学系统只有在近轴区才具有与理想光学系统相同的性质。

但实际系统的孔径和视场都有一定的大小，使得有关角度的正弦值与弧度值存在差异（$\sin\theta - \theta$），不能对物体成完整的像。实际成像与理想成像的差异称为像差，像差用几何量描述为几何像差。

1. 眼镜镜片的像差

为方便讨论，光学设计上常将像差分为两大类：一类是单色像差，包括球差、彗差、像散、场曲和畸变；另一类是色像差，包括纵向色差和横向色差。

（1）单色像差

1）球差。由轴上 A 点（物点的物距 l）发出的光线，经折射后所得的截距 L' 与 A 点发出的理想（近轴）光线折射后的截距 l' 之差（$\Delta L'$），称为球差，如图 4-16 所示。

计算公式如下：

$$\Delta L' = L' - l'$$

由于普通眼镜镜片的曲率半径相对眼瞳直径都较大，故其球差值都较小。如屈光力已达 –10.00 D 的眼镜镜片，其球差引起的顶焦度的差异仅为 0.02 D。所以在讨论眼镜镜片的像差时，将普通眼镜看成小孔径系统，球差的影响可忽略不计。

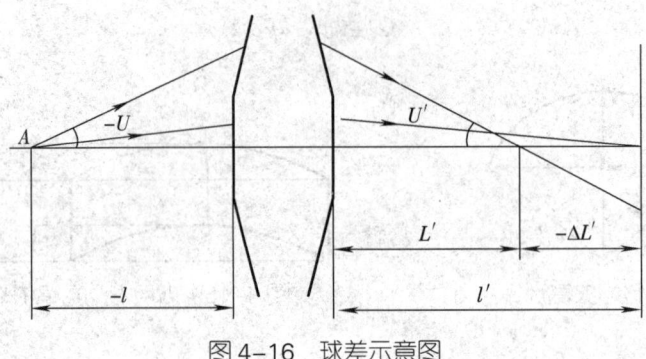

图 4-16 球差示意图

所谓的小孔径或大孔径，是相对折射面的曲率半径而言的。如同样屈光力（-10.00 D）的接触镜，由于其表面过于弯曲，故而产生较大的球差。又由于接触镜依附在角膜上，当人眼观察不同视场时，接触镜是随眼球的转动而转动的，人眼视线始终在接触镜的较小区域内。所以对于接触镜，可以认为是大孔径小视场光学系统；而普通的眼镜镜片，则应属于小孔径大视场光学系统。二者产生的球差是截然不同的。

2）彗差。当物点位于光轴外时，物点偏离了球面系统的对称轴位置，轴外点的宽光束将会产生一种失对称的像差，这种像差称为彗差，如图4-17所示。

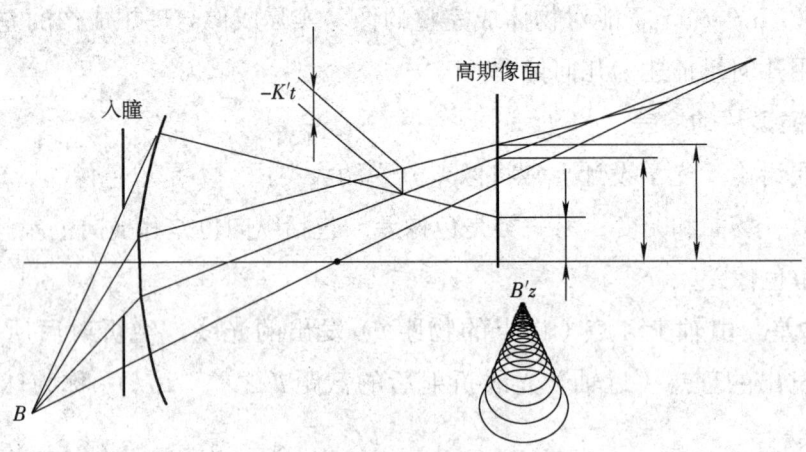

图 4-17 彗差示意图

彗差的表现形式为，在理想像点处特别亮，弥散斑分布在一对称于该点与光轴连线的60°区域内，且亮度迅速降低。若在黑背景下，看到的是一拖着暗红尾巴的亮点，类似于彗星，由此而得名。

人在黑暗中瞳孔变大，观察较高处点光源（轴外点）时，常会看到光源拖着长长的尾巴，这就是眼球自身的彗差。

3）场曲。平面物体成弯曲像面的成像缺陷称为场曲，如图 4-18 所示。

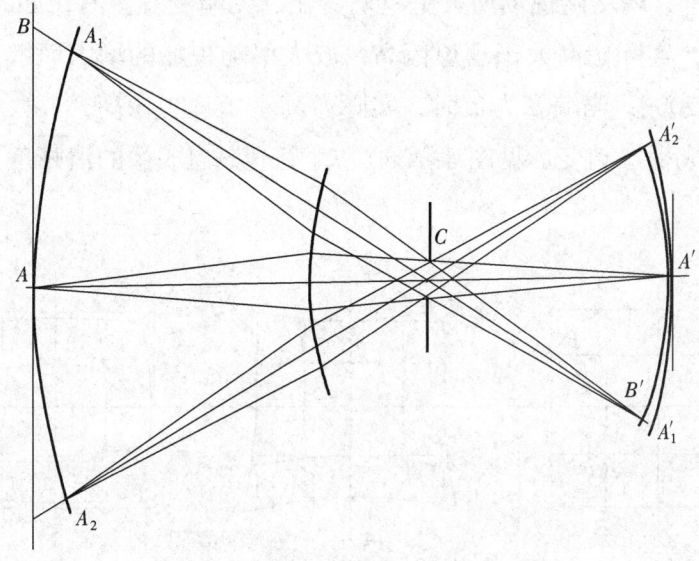

图 4-18　场曲示意图

由几何光学可知，在理想光学系统中，若物面是一对称于折射球面球心的球面，其像面也必将是对称于该球心的球面。但若物面为一平面，其离轴点距球心的距离比球面更远，按物像同向移动的规律，实际像面应比球面更弯向球心。设在理想像点处垂直于光轴的平面为理想像面，则实际像面与理想像面的差异就称为场曲。

4）像散。当轴外物点发出的一束很细的光束入瞳时，由于轴外子午光线和弧矢光线的不对称，使得切线像点与弧矢像点不重合，即一个物点的成像聚焦为切线和弧矢两个焦线，这种像差称为像散（也就是常称的散光），如图 4-19 所示。

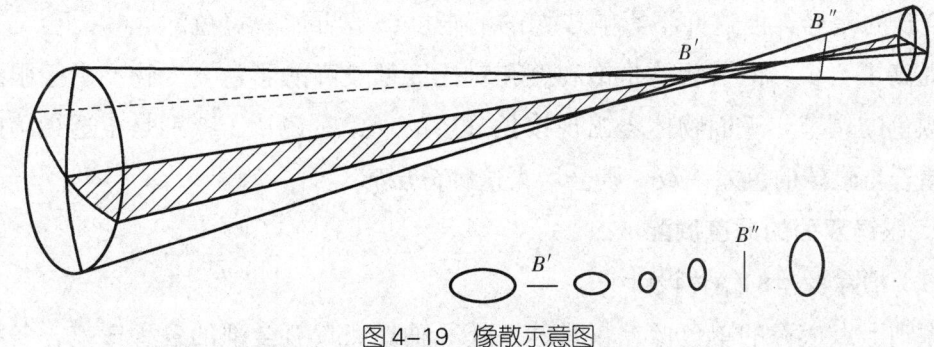

图 4-19　像散示意图

5）畸变。畸变按其定义就是物像变形。按理想光学系统的表述，在高斯像面上的像是完美的，畸变就是实际像点与理想像点之间的差异，也是不同视场上，像的垂直放大率的差异，如图 4-20 所示。

一般情况下，畸变随视场增大呈单调变化。无畸变发生时，如图 4-20a 所示；当畸变为正时，实际像高大于理想像高，放大率随视场的增大而增大，形成枕形畸变（见图 4-20b）；当畸变为负时，实际像高小于理想像高，放大率随视场的增大而减小，形成桶形畸变（见图 4-20c）。畸变不影响成像的清晰度，但会使像产生变形。

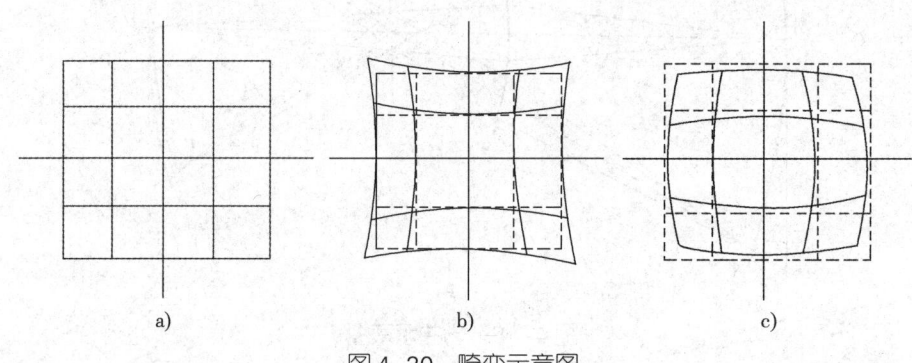

图 4-20 畸变示意图
a）无畸变 b）枕形畸变 c）桶形畸变

（2）色像差

色像差（简称色差）按性质不同分为两种：一种是沿光轴方向，使轴上物点的成像位置发生变化，称为纵向色差，也称轴上色差、位置色差；另一种是在与光轴垂直的方向上，使成像的大小有所变化，称为横向色差，也称垂轴色差、倍率色差。

由于人眼本身就具有一定的色差，所以对沿光轴方向的纵向色差并不敏感。人眼在白光下视物时，一般以黄光的调节量为准，此时红光和绿光的调节分别有 ±0.30 D 的差异，但这并不影响成像的清晰度，若再加一黄色滤光片，会觉得清晰度提高了不少。但若物体是饱和度和对比度都较高的彩色复合物，由于眼球对不同颜色的调节，平面物体会出现按色分层的现象。镜片（特别是正透镜）的纵向色差若与眼球的色差一致，则会增大这种分层感。

2. 眼镜双面的曲度调配

（1）消除像差的镜片设计

除轴上点成像的单色像差仅具球差外，轴外点具有全部的各种像差。各种像差是相互牵制的，有时可能对某一种像差进行了校正，相应地减少了其他一些像差；但也有可能突显出另外几项的像差，反而达不到像质的要求。

由于眼镜镜片通常只有两个折射面，不可能依靠多个光学元件的组合来消除像差；又因为要保证其本身的实用性，不可能在折射率或厚度方面做太多的调整。相对于特定的顶焦度，眼镜镜片消除像差的自变量只有一个，即眼镜镜片唯一可调整的就是两个面的曲率之比，当然不可能对多项像差都进行校正。

从对球差计算结果的分析可知，一般的眼镜镜片属于小孔径系统，故可忽略一些宽光束像差，如球差、彗差等。在讨论其他几项单色像差时，也可以以细光束像差作为讨论的基础，这些细光束像差分别为场曲、像散和畸变。

（2）匹兹凡面

眼镜镜片的场曲缘于光学系统是球面系统，也就是说，是光学系统所固有的。在眼镜的片型设计中，有一种是弯曲镜片成某一特别形式，以消除像散而仅具场曲，称为匹兹凡面。镜片设计的目的是使匹兹凡面与人眼的远点球面重合，但由于场曲的存在，匹兹凡面并不能与人眼的远点球面完全一致。

一般用单薄透镜是无法调整场曲的（可以通过改变透镜的厚度进行一定的场曲校正，但这不符合眼镜镜片的实用性），但可以通过人眼在观察不同视点时，用不同的调节来完成清晰成像。

 **相关链接**

匹兹凡面与人眼远点球面重合的条件

当以薄透镜计算时，匹兹凡面是一顶点为高斯面与光轴的交点，半径 $R=-\dfrac{n}{F}=-nf'$ 的球面。

满足匹兹凡面与人眼远点球面重合的条件，只有 $F=\dfrac{1-n}{CRD}$（式中，CRD 为镜片顶点到眼球旋转中心的距离，人眼的远点球面就是远点围绕眼球旋转中心旋转所形成的球面）。

薄透镜的匹兹凡面仅与镜片的焦度、折射率及 CRD 有关。

（3）镜片弯度与减小畸变

畸变不影响所成像的清晰度，只影响像的形状。当相对变形不大于 4% 时，人眼基本不会感觉到。若畸变相当大（人眼通过镜片的边缘视物），则会出现直线弯曲、倾斜现象。当人在运动时，会发现静物也有所移动，即会产生不适应感。但是要将镜片的畸变矫正到最小值，必须加大镜片的弯度，所以一般是在消除像散的时候对畸变作一定的限制，有时减小一些镜片尺寸也不失为一种减小畸变的方法。

3. 基曲对镜片光学质量的影响

像散是不能通过调节来消除的像差之一，并且直接影响视物的清晰度，所以说像散是镜片最主要的像差。通常，设计镜片时，将唯一的一个消除像差自变量——曲度调配用来消除像散。

在光学镜片中，作为一片或一系列镜片的标准或参考的平面的弯度即为基曲。在托力克面中，基曲就是曲率较小的那个面。虽然以上两个定义都是正确的，但行业里一般采用第一种定义来描述基曲。简言之，基曲就是镜片前表面的面焦度，常用镜片的远用焦度来判断其大小。

对于矫正镜片来说，在镜片顶焦度确定的情况下，基曲决定了它的镜片形式。一般来说，基曲是其他所有镜片弯度的基础，弯度决定了镜片的屈光力。从代数上说，基曲加上后表面的弯度就是镜片的焦度。任何弯曲都存在屈光力，但如前所述，不恰当的曲率组合会导致多种像差。

由不合适基曲所造成的像差对成像质量的影响和因基曲不同所造成的矫正镜片放大率的不等并未引起人们的广泛关注，因而在镜片市场上同一后顶焦度的镜片往往会有多种基曲，使得同一后顶焦度镜片在像差及放大率等方面存在很大的差异，从而导致了视觉成像质量差、视疲劳等诸多不良反应。

最早的镜片仅仅是双凸的透镜（两面凸）或双凹的透镜（两面凹）。这种镜片虽然矫正了屈光不正，但同时也产生了较大的像差。之后出现了新月形镜片，浅新月形镜片是一面为 +1.25 D 或 –1.25 D 的透镜，即周视镜；深新月形镜片是一面为 +6.00 D 或 –6.00 D 的透镜。

图 4-21 所示为各类凸透镜斜向散光的比较示意图。图 4-21a 所示为等双凸形球面透镜，正切焦面和矢状焦面都有很大的曲度，斜向注视时球面焦度和散光度都迅速增大。图 4-21b 所示为浅新月形凸球面透镜，其屈光力和图 4—21a 中的等双凸形透镜相同，但其正切焦面和矢状焦面都很贴近这一远视眼的远点球面，且斜向散光值很小。图 4-21c 所示的虽也为同屈光力的新月形球面透镜，但两面曲度较大，其正切焦面和矢状焦面又较弯曲，所以斜向散光值也较大。

图 4-22 所示为各类凹透镜斜向散光的比较示意图。图 4-22a 所示为等双凹形球面透镜，正切焦面和矢状焦面曲度都很大，斜向散光值也很大。图 4-22b 所示为浅新月形凹球面透镜，虽屈光力和图 4-22a 相同，但斜向散光值极小。图 4-22c 所示的深新月形凹球面透镜的两面曲度增大，斜向散光值也就变得较大。

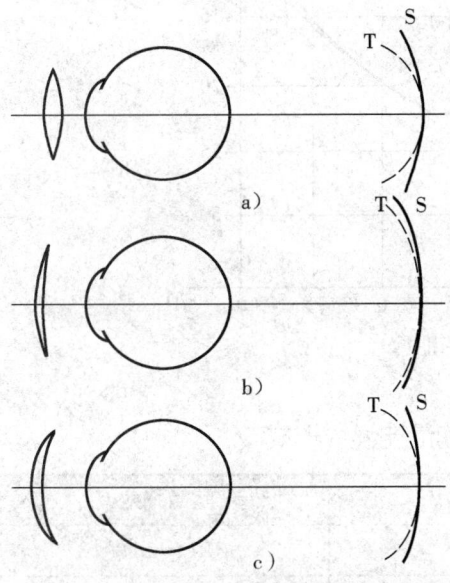

图 4-21 凸透镜斜向散光的比较示意图
a）等双凸形　b）浅新月形　c）深新月形

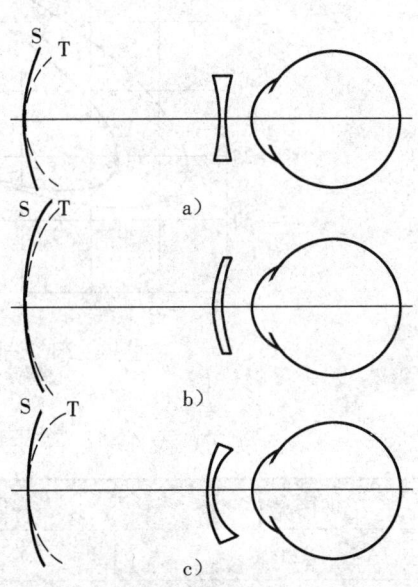

图 4-22 凹透镜斜向散光的比较示意图
a）等双凹形　b）浅新月形　c）深新月形

根据分析，要使眼镜镜片的斜向散光值减小，应使用新月形镜片。新月形镜片还有助于减小球差、彗差、场曲等像差。

19 世纪，Marius Tscherning 对镜片像散进行了研究，认为顶焦度镜片在某一范围有两种曲度形式可消除镜片像散。根据 Marius Tscherning 所列的镜片最佳曲度数据可形成供镜片设计时查用的消除像差镜片曲度设计曲线（也称 Tscherning 椭圆）（见图 4-23）。图 4-23 以镜片的顶焦度（F）为横坐标，镜片第二面屈光力（F_2）为纵坐标，镜片第一面屈光力（F_1）作为变量需在椭圆轨迹中作选择后计算确定。椭圆的上半叶轨迹为浅曲度设计，即 Ostwalt 形式；下半叶轨迹为深曲度设计，即 Wollaston 形式。内外两个椭圆分别适用于远用（D.V）和近用（N.V）镜片设计。

根据 Marius Tscherning 消除像差镜片曲度设计理论，从镜片佩戴及外观等多因素考虑，对于折射率为 1.523 的镜片，常用矫正镜片的最佳镜片形式见表 4-1。

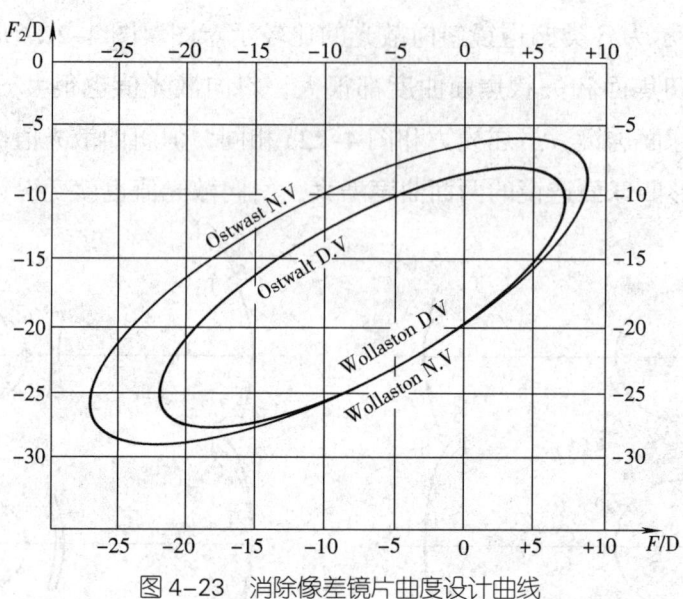

图 4-23 消除像差镜片曲度设计曲线

表 4-1 常用矫正镜片的最佳镜片形式

顶焦度 /D	最佳镜片形式	面屈光力 /D
+2.00	深新月形	$F_2=-6.00$
+4.00	深新月形	$F_2=-6.00$
+6.00	浅新月形	$F_2=-8.53$
-4.00	浅新月形	$F_1=+1.25$
-6.00	深新月形	$F_1=+6.00$
-8.00	浅新月形	$F_1=+1.25$
-10.00	浅新月形 / 平凹形	$F_1=+1.25/0.00$
-12.00	浅新月形 / 平凹形	$F_1=+1.25/0.00$
-16.00	浅新月形 / 平凹形	$F_1=+1.25/0.00$

培训项目 3 多焦镜片与特殊镜片

一、多焦镜片

当人们由于出现老花而必须佩戴近用镜来补偿自身调节力的不足时，势必要求多备一副近用镜，这导致了在视远及视近时必须频繁地摘镜、换镜。为消除这种麻烦，产生了在同一镜片上能针对不同的视距进行矫正的双光镜片，进而还有三焦镜片等多焦镜片及渐变焦镜片。

1. 双光镜片（双焦镜片）

一般的双光镜片常将镜片分成两个视区，对视远用进行矫正的称为远用区或视远区，对视近用进行矫正的称为近用区或阅读区。

近用附加焦度等于视近时与视远时焦度的差值，$F_A=F_N-F_D$，所以近用处方常以近用附加焦度来表示，在远用处方上再加一适宜的正球面焦度（如 Add：F_A）。

双光镜片常被看成是两镜片紧密组合而成的，即主片用作视远矫正，而在主片上再贴加子片用作视近矫正，则该子片的屈光力应恰为近用附加的度数（当然存在特殊情况与上述相反，即主片视近、子片视远）。

（1）双光镜片的结构类型

1）分裂型。视远区与视近区分属两个半片（D.P 和 N.P），在相接处需精细磨齐，然后用金属框将其固定，其相接处可以是直线，也可以是弧线，如图 4-24 所示。

此类镜片可分别按视远及视近要求（F_D 和 F_N）进行磨制及定中心，但由于接合缝过于明显且容易崩边及积尘，现已基本不用。

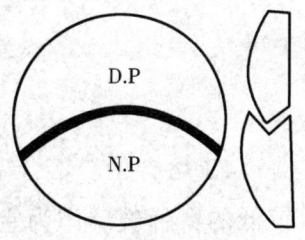

图 4-24 分裂型双光镜片

2）一体型。该类镜片的主片与子片为同一材料，通常共用一个折射面，而在另一个面上有两个曲率，这两个曲率的面焦度之差即为近用附加的度数。若子片做在前面，则子片的曲率比主片要大；若子片做在后面，则子片的曲率要小一些。

一体型双光镜片又按其主片与子片分界线的明显性分为显性和不显性一体型双光镜片，不显性一体型双光镜片的视远区与视近区的分界处附近有一曲率连续改变的过渡区（宽度为 2~3 mm），在过渡区内无视觉矫正作用，如图 4-25 所示。由于过渡区位于近用区的边缘，故对视近时的视场大小影响较小，戴镜者也不易感觉到不便。

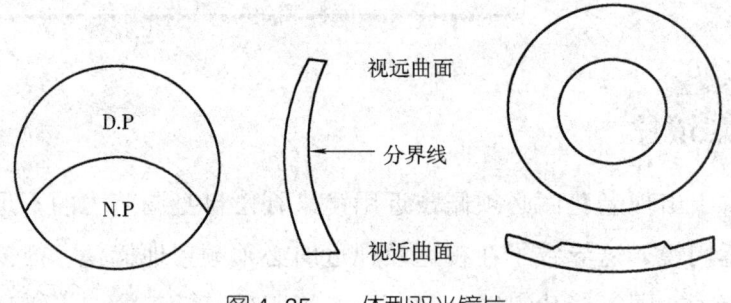

图 4-25　一体型双光镜片

3）胶合型。胶合型双光镜片如图 4-26 所示。该类镜片的子片的一个面的曲率设计成与主片的一个面的曲率完全一致（但焦度的符号相反），并使之胶合于主片上。由于另一面有一定的自由度，除满足近用附加焦度的要求外，还可满足特殊的棱镜度要求，也可以作为在近用柱镜屈光力及轴位与远用矫正处方不一致时的修正，所以该类镜片用途很广。但由于需先磨制好后再胶合，所以批量生产较少，影响了该类镜片的使用。

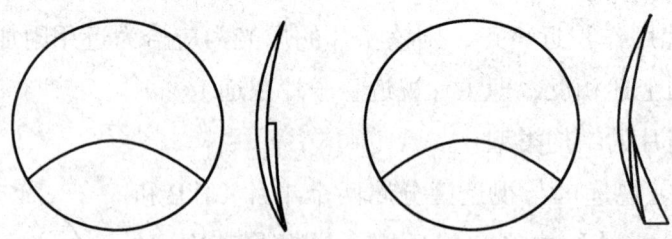

图 4-26　胶合型双光镜片

4）熔合型。熔合型双光镜片是使用较为广泛的一种双光镜片。它是用折射率较低的冕牌玻璃作为主片，用折射率较高的火石玻璃作为子片。先在主片上磨制一个凹弧面，将子片与主片共同加热至子片软化点以上且主片软化点以下时，使子片与主片的凹弧面良好接触，并熔融在一起。在冷却时，材料膨胀系数的选择既可使两者紧密结合，又不会出现爆裂，即子片与主片共用一个熔融面，而子片的另一面则磨成与主片完全一致的曲率，主片的焦度及柱镜焦度由该片的另一个面进行调整，一般子片附在主片的前面居多，如图4-27所示。

（2）双光镜片的相关术语

由于双光镜片在使用时的特殊性，当通过近用区视近时，视线将远离远用区的光学中心，则由此而产生垂直方向的棱镜效应，与单独使用近用镜时有较大的差异。另

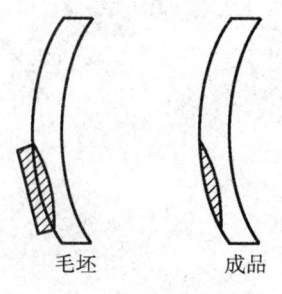

图4-27 熔合型双光镜片

外，当视线由远用区向近用区移动时，在近用区的边缘附近，由近用附加焦度所产生的棱镜效应又最强，故在近用区的边缘，会产生棱镜效应的突然改变，如像跳现象。因此，对棱镜效应的控制是双光镜片设计的重要任务之一。

1）光学中心（O）。光轴与镜片前表面的交点被定义为光学中心，简称光心。通过光学中心的光线都不产生偏折，故可认为在光学中心处的棱镜度为零。

在双光镜片中，有时将镜片分为远用区和近用区，有时又可将镜片看成是主片和子片的联合，所以各自均有其各自的光学中心。

一般远用区的光学中心（简称远用光心）O_D就是主片的光学中心（假设主片为远用）。

子片的光学中心O_S较难确定，一般以子片的中心（即由子片与主片分界线的水平与垂直切线所组成的矩形的中心）代替。

近用区光学中心（简称近用光心）O_N，即视近部分（远用焦度与近用附加焦度的组合）的光学中心，由于要满足棱镜度为零、光线不产生折射的条件，故光学中心有时可能在镜片之外。

2）基准点。基准点分为远用基准点（distant reference point，DRP）和近用基准点（near reference point，NRP）。镜片设计时，认为人眼的视轴通过该点。所以，所有的光学参数均是相对于这些点的。通常应标明NRP相对于DRP（下方和内移）的位置，如NRP位于DRP下方8 mm，偏内2 mm。另外，在讨论镜片的视觉效果时，常将该点称为视点，即远用视点或近用视点。

3）子片顶点（S）。子片顶点是指子片上边界曲线水平切线的切点。若上边界为直线，则取该直线的中点为子片顶点，如图4-28所示。

4）子片垂直偏移量（v）。子片垂直偏移量是指子片顶点到远用光心的垂直方向的偏移量，如图4-28所示。

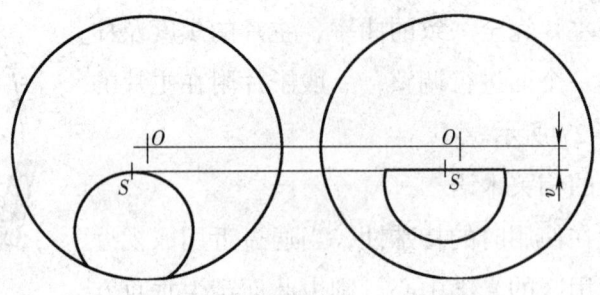

图 4-28 子片顶点、垂直偏移量

5)子片高度(h)。子片高度又称子片顶高,是指子片顶点到镜片最低边缘水平切线的垂直距离,如图 4-29 所示。

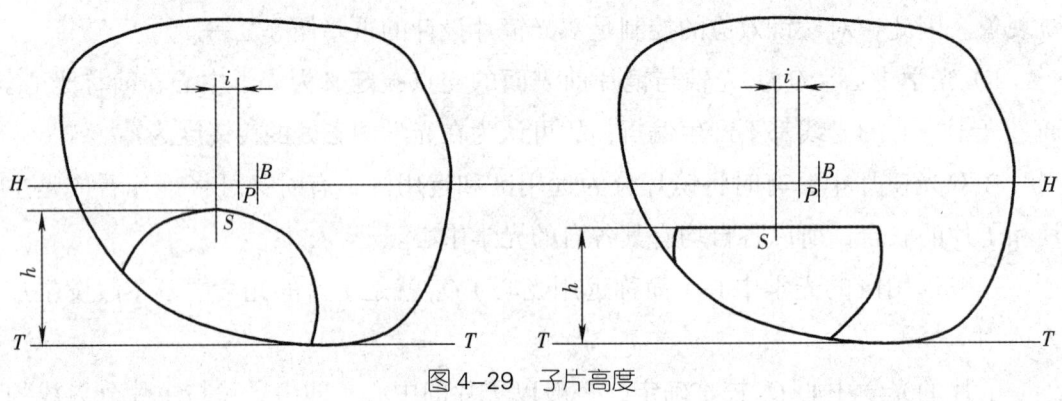

图 4-29 子片高度

6)子片深度(d_e)。子片深度是指子片(未经切割)在垂直方向上的最大尺寸。

7)内移。内移是指子片相对于远用基准点向鼻侧的偏移量。内移的目的通常是使左右视场能合一。

8)几何内移量(i)。几何内移量是指远用中心点及子片顶点之间垂线的水平距离,如图 4-29 所示。

9)子片顶心距(C_A)。子片顶心距是指子片顶点到子片中心的(垂直)距离。对于圆形子片,C_A 即为子片的半径,如图 4-30 所示。

10)子片宽度(w)。子片宽度是指子片在水平方向上的最大尺寸。对于圆形子片,即为子片直径。

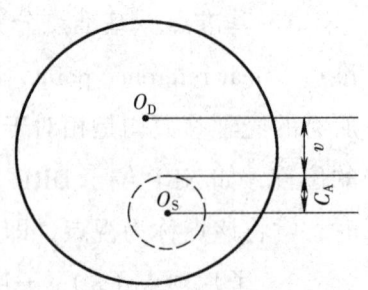

图 4-30 子片顶心距

双光镜片的主片用于满足视远时的焦度要求,子片则以近用附加焦度与远用焦度联合来满足视近时的焦度要求。一般情况下,远用基准点就是远用光心,除去视场可能受子片所限外,其光学效果与单光镜片无区别。但双光镜片的近用基准点则不一定在近用光心，它是根据人眼的视近习惯及镜眼距而确定的，一般在 DRP 下 8~10 mm，内移 2~2.5 mm 处。

为了不影响视远区的视场，子片顶点一般位于 DRP 下 2~4 mm。

（3）双光镜片的棱镜效应

双光镜片近用区的棱镜效应主要表现在三个方面：

1）视轴从远至近产生像跳。当人眼由视远移向视近时，视轴由远用光心逐渐下移。当移至分界线偏上点时，棱镜效应仅由主片焦度及其偏位产生，在垂直方向的棱镜效应 $P_1=F_D v$（A 的折射像为 A'）。当移至分界线偏下点时，其棱镜效应则是主片与子片的合成作用，在垂直方向的棱镜效应 $P_2=F_D v+F_A C_A$（B 的折射像为 B'，与 A' 重合，AB 之间为盲区），如图 4-31 所示。

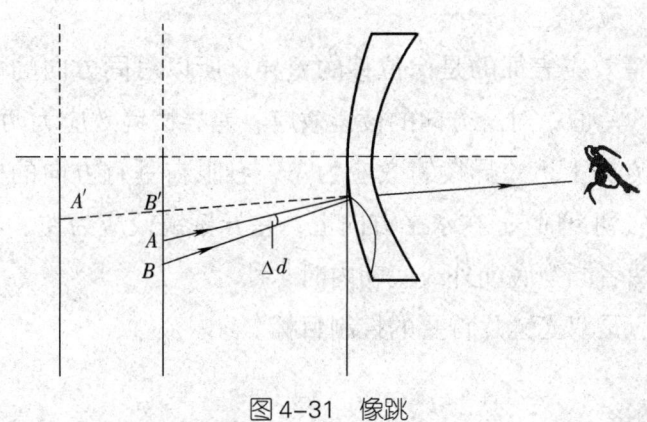

图 4-31 像跳

由于棱镜度突变而产生的像跳：

$$\Delta P=P_2-P_1=F_A C_A$$

即像跳完全是由子片焦度 F_A（近用附加焦度）与子片顶心距 C_A 所决定的。只有当 $C_A=0$，即子片光心位于子片顶点时，才能完全消除像跳。

无像跳的条件是：子片的光心位于子片顶点。若此顶点垂直偏移量 v 也等于零，则表示远用光心、近用光心、子片光心、子片顶点都位于同一点。

2）视点偏离光心产生像位移。像位移完全是由视点处的棱镜效应所致。由于镜片均是围绕着基准点（远用或近用）而设计的，而视点却会由于人的习惯和佩戴位置不同而不同，在校配时应选用符合视点位置要求的基准点位置，并通过校正使视点和基准点相符，所以在讨论时均假设基准点与视点相符。

当人眼视近时，视点通过近用光心不会产生像位移。当 $F_D<0$ 时，O_N 不是在 O_D 的上方，就是在 O_S 的下方，有时甚至不在镜片上。对于胶合型双光镜片，有时

虽可依靠子片光心 O_S 的偏移，使 O_N 位于 NRP 点，但免不了在子片顶端产生像跳或是不美观。

所以，双光镜片的设计是像位移、像跳及实用美观三者的平衡。

3）双眼的像位移差及差异棱镜效应。由于 NRP 不一定位于近用光心处，故视近时将受到一定的棱镜效应的影响，视物时会产生一定的像位移。初戴双光镜片者对此是很不习惯的，但是经过一段时间的适应后，戴镜者会对看到的像所反映的实际物空间的变异有所纠正，即像位移是可以习惯的。而人眼最不能接受的是左、右眼之间的像位移的差异，即物空间的一个点，反映在双眼的像空间里差异却很大。若超过了大脑融像范围，就会产生复视现象（即不能双眼单视），这种像位移的差异是由于视点处棱镜效应的不一致引起的，两眼之间的棱镜效应差异就称为差异棱镜效应。

由于差异棱镜效应表征的是像位移的差异，所以对同方向的棱镜效应，差异棱镜效应为两者的差值；对反方向的棱镜效应，差异棱镜效应为两者的和。

一般在垂直方向上，差异棱镜效应为左、右眼在垂直方向的棱镜度之差（两者同为底朝上或底朝下时）；在水平方向上，差异棱镜效应为左、右眼在水平方向的棱镜度之和（两者同为底朝外或底朝内时）。

差异棱镜效应是双光镜片首要的控制目标。

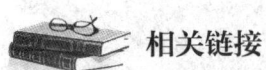 **相关链接**

双光镜片各光学中心的相互关系

对于双光镜片近用区棱镜度的计算有两种理解方法，一种是主片焦度 F_D 与子片焦度 F_A 的联合作用，另一种为只有近用区焦度 F_N 的作用。

【例】双光镜片处方为远用 +2.00 D、近用 Add+2.00 D，要求近用视点位于远用基准点 O_D 下 10 mm，并要求在近用视点处的垂直棱镜度为零，试求子片光心 O_S 的垂直位置。

解：近用视点即近用光心 O_N 应是主片与子片各自产生棱镜效应相互抵消、合成棱镜度为零的点，设近用光心 O_N 位于 O_D 之下 y_D（cm）处，O_S 位于 O_D 之下 y（cm）处，则：

$$F_D y_D = F_A (y - y_D)$$

根据题意 $F_D = +2.00\ \text{D}$，$F_A = +2.00\ \text{D}$，$y_D = 10\ \text{mm} = 1\ \text{cm}$。

$$y = \frac{F_D + F_A}{F_A} y_D = \frac{2\ \text{D} + 2\ \text{D}}{2\ \text{D}} \times 1\ \text{cm} = 2\ \text{cm}$$

即应将子片光心置于远用光心 O_D 之下 20 mm 处，如图 4-32 所示。

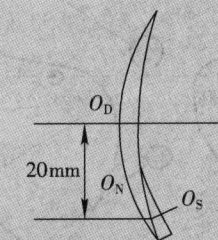

图 4-32 子片光心的垂直位置

2. 三焦镜片

三焦镜片也称三光镜片，它能满足对三个视距的助视要求。

随着年龄的增长，人眼调节力逐渐下降，按近用镜片（或双光镜片）的焦度配置原理，近用附加焦度须逐渐加强，但通过双光镜片的视远区和视近区都不能获得足够清楚的中距离视觉。

三焦镜片也分熔合型、胶合型、分裂型、一体型等类型，其光学原理及设计与双光镜片类似，只是在视远区和视近区中间增加一个中距离视区，该区的附加焦度为近用附加焦度的 50%～60%。三焦镜片无论采用多少附加焦度，视觉总会有一定的物距损失，近用附加焦度与中距用附加焦度的设计应根据具体情况进行有针对性的选择，还应特别注意近距到中距的连贯性，其间最好不要出现模糊区。

三焦镜片与双光镜片相比，由于远用区到近用区由三区代替两区，故棱镜效应强度降低，但各视区范围缩小。

3. 渐变焦镜片

渐变焦镜片在人眼从视远到视近的过程中，视点移动的轨迹方向上，其屈光力是连续变化的。若视点的移动反映的是相应的物距变化，则人眼通过镜片获得各距离连续的清晰视觉。由于屈光力是连续变化的，故在不同的视距不会产生明显的像跳。

渐变焦镜片（见图 4-33）同样以远用及近用基准点处的参数代表各项光学性

能。远用基准点到近用基准点的连线是视点预定的轨迹，这条直线也称为渐变焦镜片的主子午线。在主子午线（或者其延长线）上，屈光力是由上至下连续递增的。

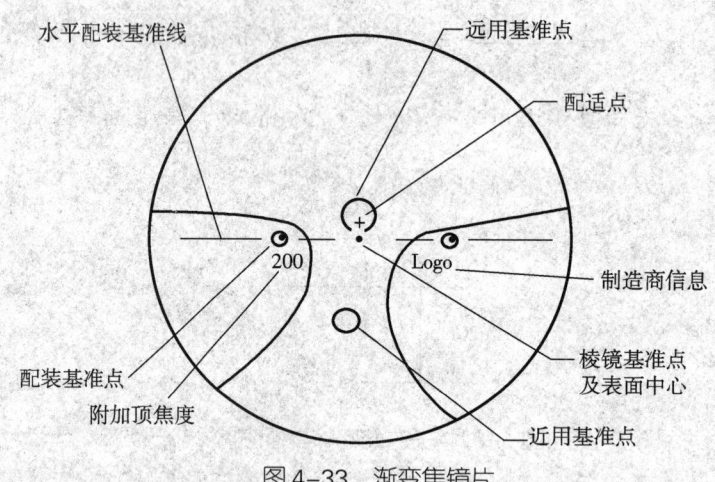

图 4-33 渐变焦镜片

渐变焦镜片的另一重要参数是主子午线长度及围绕着主子午线的可视区宽度。由于要在主子午线上满足屈光力的连续变化，在离开主子午线一定距离后，其像质急剧恶化，像散与畸变迅速增大。对于其中有规律的散光，可在镜片的另一个面进行补偿，使剩下的杂乱散光值降到最小。一般将像散小于 0.50 D 的区域称为可视区，可视区的宽度称为通道宽度。

通道宽度决定了物方视场的大小，一般初戴渐变焦眼镜者，视线会不自觉地通过模糊区（非可视区），其看到的影像是扭曲变形的朦胧像，这需要经过一定时间的头位与眼位的配合才能适应，即在水平方向上依靠头位转动达到视场的改变，在垂直方向上则依靠眼位转动满足视距的变化。视点的轨迹沿主子午线方向移动，使视点通过该子午线的每一点的屈光力，正好符合眼睛的聚焦距离。

渐变焦镜片的定位相当重要，比其他多焦镜片增加了一个基准点，即配适点。配适点一般位于 DRP 下 5 mm 左右，配适点的高度（配适点到镜架最底部水平切线的距离）代表了眼瞳的高度，这就要求配渐变焦镜片时，需针对特定的镜架测量眼瞳在该镜上的高度，即测量瞳高。

渐变焦镜片都有两个隐形的永久性标记（相距 34 mm），而永久性标记点连线的中点就是配适点。配适点也相当于一个永久性标记。镜片所有其他基准点位置，都是相对于配适点建立的。

按几何光学理论，渐变焦的形成可以是折射率的连续变化或曲率的连续变化。

大多数渐变焦镜片的曲率是连续变化的，由此也可定义其为非球面镜片。

二、特殊镜片

1. 等像眼镜

矫正眼镜的作用不仅使镜片与人眼组成一个望远镜系统，使人眼能正确地视远，还因为顶焦度及镜片形式的不同而改变了人眼的视觉放大率。

矫正眼镜的放大率SM，其公式为：

$$SM = \frac{1}{1-dF} \cdot \frac{F}{F_1} = \frac{1}{1-dF} \cdot \frac{1}{1-\frac{t}{n}F_1}$$

式中　d——镜片后顶点到眼球的距离；

F_1——镜片第一面的面屈光力；

n——镜片的折射率；

t——镜片的中心厚度；

F——镜片屈光力。

一般将矫正眼镜的放大率分为两部分进行讨论。前一部分 $\frac{1}{1-dF}$ 与镜片的屈光力有关，称为屈光力放大率，符号为SMP；后一部分 $\frac{1}{1-\frac{t}{n}F_1}$ 只与镜片的形式有关，称为形式放大率，符号为SMS，即：

$$SM = SMP \cdot SMS = \frac{1}{1-dF} \cdot \frac{1}{1-\frac{t}{n}F_1}$$

由于SM的作用，屈光不正度与矫正眼镜的组合可使视网膜上的像变清晰，但随之产生的视物感会有所不同。

采用眼镜片矫正屈光不正时，不但要求获得清晰视力，还应使两眼在视网膜上的成像大小尽可能相差不大。而屈光参差患者配镜时，由于两眼配镜度数的差异，会产生两眼视像大小不等的现象。理论上，双眼视像的大小相差0.25%，对人眼的融像基本无影响；若至2%，双眼虽能融像，但容易产生视疲劳；若达到4%，则会产生视觉障碍；若超过5%，则人眼不能达到双眼单视功能。要解决这一问题，使屈光参差患者两眼视像相等，就要制备两个眼镜片，其顶焦度虽然不等，但视觉放大倍率相似，该眼镜则称为等像眼镜。

等像眼镜对单一镜片而言，既要能保持屈光不正度的原有矫正效果，又要能使人戴上该镜片后,达到预定的改变该眼视物感的要求,这种眼镜片称为像倍率眼镜片。

在实际临床运用中,常利用SMS的特性,制成具有特定形式放大倍率要求的无焦眼镜或像倍率眼镜,这是矫正双眼视像不等的最简单的方法。

在配制等像眼镜时,必须先知道患者戴上矫正眼镜后,双眼视像大小不等的倍率差,然后用所需的像倍率眼镜片代替原矫正眼镜片。

在验光时,有一套常用的无焦眼镜片,对戴上矫正眼镜后双眼视像有差异者,在视像小的眼前放上具有特定倍率的无焦眼镜,放大倍率从小到大,直至视像基本相等,能达到双眼单视的功能为止。

所谓的无焦眼镜,其焦度等于零(实际上无焦眼镜是一种焦度等于零的像倍率眼镜),SMP=1,其放大率就等于其形式放大率,即SM=SMS。

配制具有一定屈光力和一定像倍率的镜片,若镜片的折射率与无焦镜片一致,则只需按标准无焦镜片第一面屈光力 F_1(正面屈光力)与厚度 t,以及所需镜片的屈光力 F 对另一面屈光力(背面屈光力)F_2 进行计算;若镜片折射率与无焦镜片不一致,则应按SMS先确定 F_1 和 t,然后再计算 F_2。

2. 菲涅尔透镜

根据光的折射定律,光经折射面的偏折程度仅与光线和该折射面的夹角及该折射材料的折射率有关。若折射率恒定,则主要取决于光线与折射面的夹角。平行光入射平面棱镜时,出射的仍是平行光(偏折角一致);但对于具有一定屈光力的球面镜片,其对光线产生的偏折作用则与折射面各点的偏折角和表面曲率半径有关,有焦镜片出射的光线会聚(或延长会聚)于其焦点(或焦线)上,如图4-34所示。

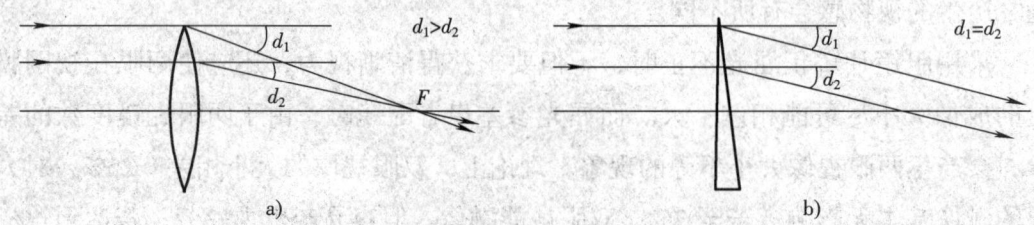

图4-34 有焦或无焦镜片的棱镜效应
a)有焦镜片 b)无焦镜片

通过图4-34a可以了解,球面镜片上各点的偏折能力是随其离开光心的距离而逐渐增大的。而由于通过光心的光线不改变方向,因此光心处的棱镜度为零。

可以把球面镜片看作无数个棱镜度渐增的对称于光心的三棱镜叠加而成的（而柱面透镜则是对称于其柱轴）。凸透镜是由无数个三棱镜底部向中心排列而构成的，凹透镜是由无数个三棱镜顶部向中心排列而构成的，如图4-35a、c所示。若除去常规镜片中那些与镜片屈光力无关的部分（各微小棱镜中间的平行部分），而把具有折光作用的球面表面与平面夹角部分，自镜片中心至周边排列于一薄而平的透明膜上，即成为图4-35b、d的样式，这就是菲涅尔透镜的基本原理。

菲涅尔透镜可以做得很薄，这对于高度屈光不正需佩戴超厚眼镜所带来的不便会大有帮助，故称为"薄膜镜片"。从镜片的正面观察，可看到无数回旋的棱镜槽，因此这种透镜也称为"回旋透镜"，如图4-35e所示。

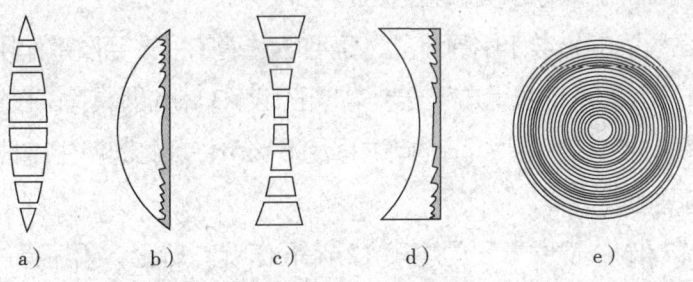

图4-35 小棱镜对称于光心的叠加及菲涅尔透镜

菲涅尔透镜的优点是轻、薄，适用于高度近视、远视、斜视及老视加散光等特殊要求，但由于有许多细槽（对光的衍射来说就是狭缝），会影响视觉的清晰度，狭缝也会产生次级焦点，影响成像的聚焦性。

思考题

1. 球面透镜的屈光力和焦距是什么样的关系？
2. 眼镜球面透镜屈光力的大小与哪些因素有关？如何计算其面屈光力？
3. 简述透镜基弯的大小对戴镜的影响。
4. 柱面透镜屈光力的简写符号是什么？TABO法是如何标示柱面透镜轴向的？
5. 求下列正交柱面透镜的等效屈光力。

+3.50 DC×180 ◯ -1.25 DC×90   +2.00 DC×180 ◯ +4.00 DC×90

-4.00 DC×90 ◯ -6.50 DC×180   -0.50 DC×180 ◯ +0.50 DC×90

+1.75 DC×90 ◯ +2.50 DC×180 　　+2.75 DC×90 ◯ -1.75 DC×180

+0.50 DC×180 ◯ +0.50 DC×90 　　+1.00 DC×90 ◯ +3.00 DC×180

6. 将下列透镜用正交柱面形式表示。

+0.50 DS/-0.25 DC×180 　　-1.75 DS/-1.50 DC×90

+4.25 DS/+1.75 DC×180 　　-2.00 DS/+4.00 DC×90

7. 下列四片薄球透镜相互密叠，求组合后的焦距。

+1.25 DS/+0.50 DC×90 　　-2.00 DC×180 ◯ -1.50 DC×90

+0.25 DC×90 ◯ -1.25 DC×180 　　+0.50 DS/-2.50 DC×90

8. 三棱镜的底向标示有哪些方法？

9. 以三棱镜的光学作用简述凸透镜与凹透镜的会聚与发散作用。

10. 求 F=+3.00 D 眼用透镜光学中心正上方 3 mm 处具有的棱镜效应。

11. +3.00 DS 的镜片，光心向内移动 5 mm，求此时产生的棱镜效应。

12. 何谓差异棱镜？

13. +15.00 D 镜片戴于角膜前 12 mm 作视力矫正，如将镜片位置移至角膜前 15 mm，需戴多少度数以矫正视力？

14. 眼镜总放大倍率与哪些因素相关？

15. 眼镜片的像差有哪些？其中哪些像差对成像质量影响较大？

16. 解释双光镜片的相关名词：子片光学中心、子片顶点、子片顶心距、子片高度。

17. 渐变焦镜片配适点一般位于镜片 DRP 的什么位置？配适点的光学意义有哪些？

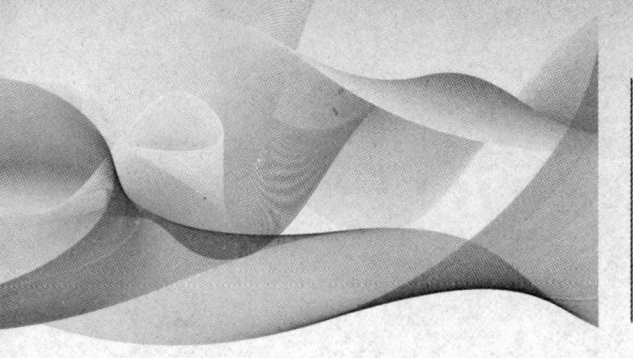

培训模块 五
眼屈光学知识

内容结构图

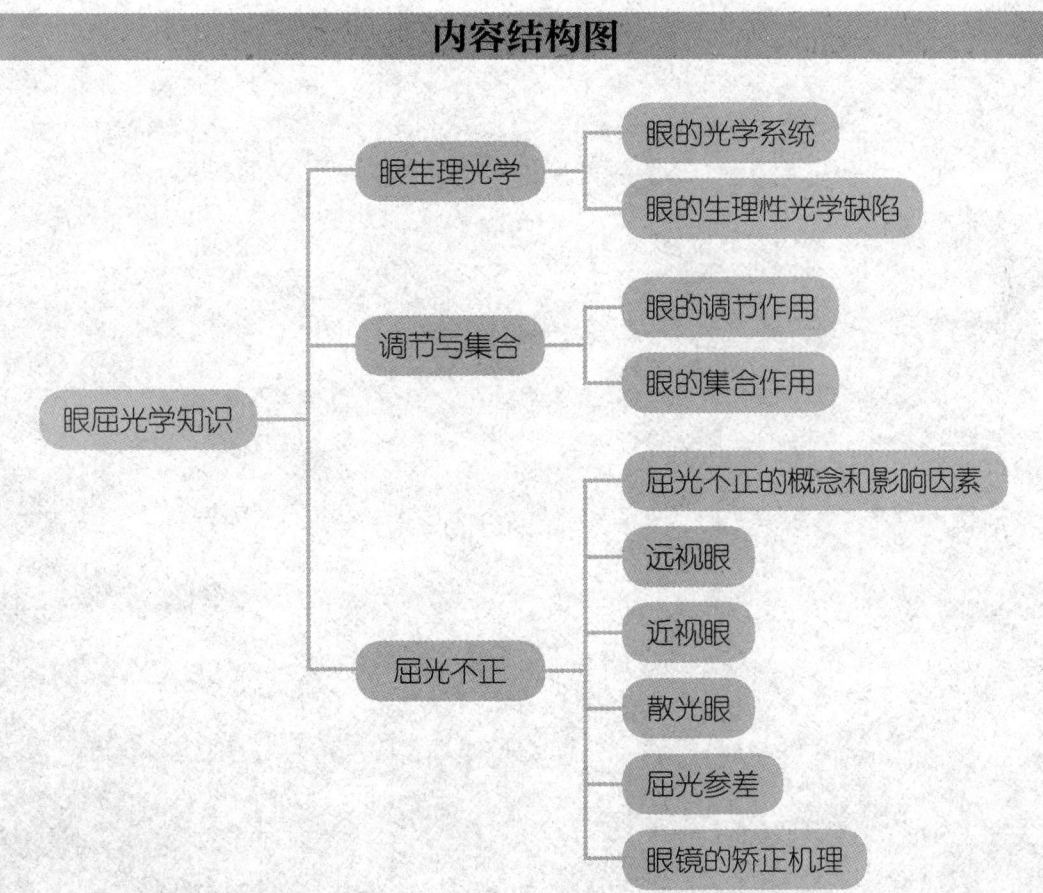

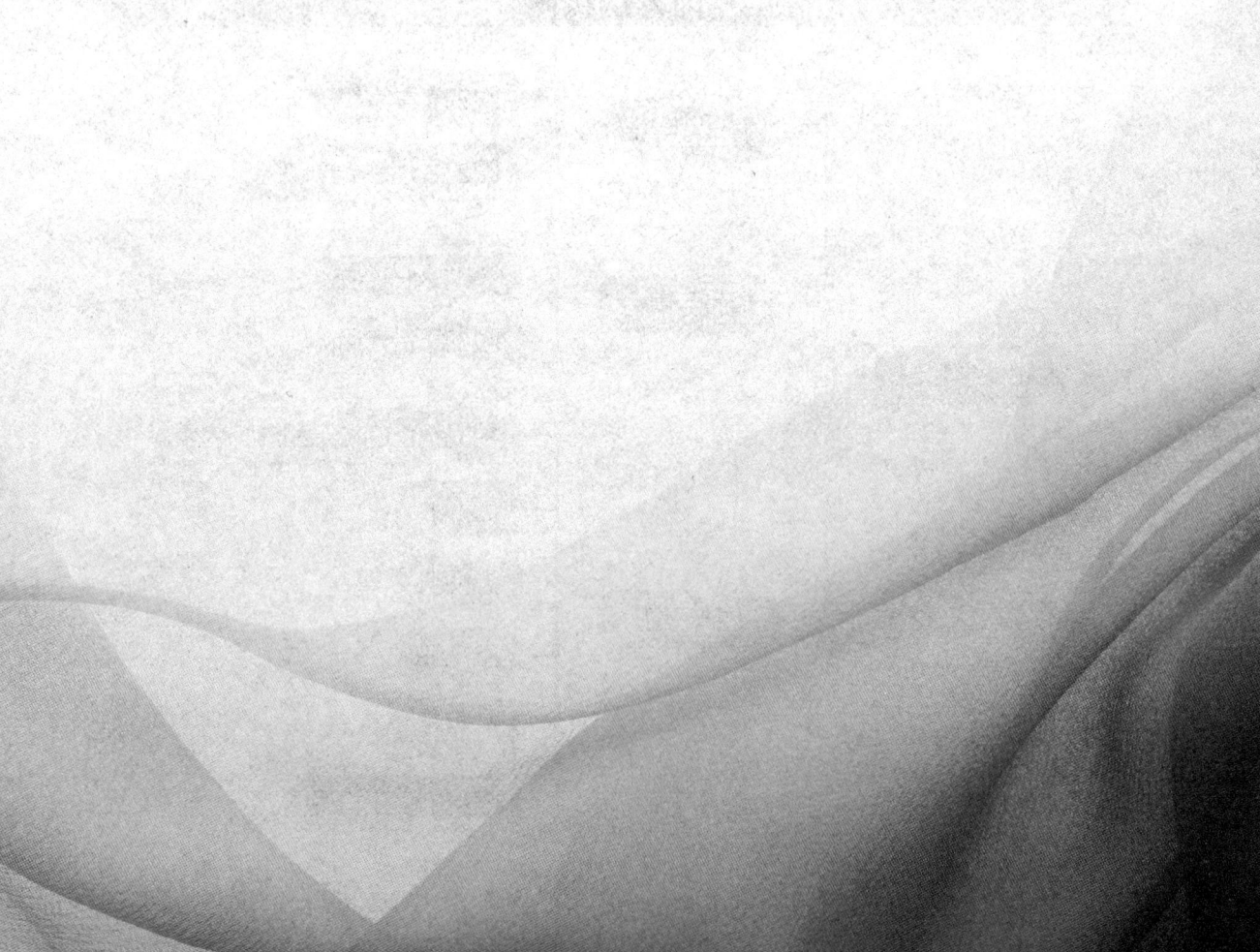

培训项目 1

眼生理光学

屈光的英文为 refraction,其译文还有屈折、折射(作用)等,这说明在几何光学中所谈及的折射,实际上是眼屈光学所称的"屈光"。

一、眼的光学系统

1. 眼的屈光结构和光学常数

眼屈光系统是由角膜、房水、晶状体、玻璃体四种屈光介质组成的,现主要从光学角度分析其结构特点。眼屈光系统的光学常数见表 5-1。

表 5-1 眼屈光系统的光学常数

屈光介质	折射率(屈光指数)	屈光力 /D	曲率半径 /mm	厚度(深度)/mm
角膜	1.376	+43.05	+7.7(前) +6.8(后)	0.5~1.0
房水	1.336			3.0~3.1
晶状体	1.406	+19.11	+10(前面静止时) −6(后面静止时)	3.6(静止时)
玻璃体	1.336			

(1)角膜

角膜为外界光线进入眼内产生视觉的唯一途径,是主要的眼屈光介质,其屈光力占眼睛总屈光力的 70%~75%。角膜的前曲率半径(与前房深度有关)和房水的折射率是构成角膜屈光力的重要因素。

(2)房水

房水是充满前后眼房的无色透明澄清液体,为眼屈光系统的第二屈光介质,犹如一透镜。角膜构成了房水透镜的前曲面，房水的屈光指数为1.336。

（3）晶状体

晶状体并不具有均匀的折射率，这是因为晶状体由多层折射率不同的物质（类似洋葱）组成，中央部分最致密，故中心区折射率最高，为1.406，表层为1.386，即其屈光指数存在着梯度。

（4）玻璃体

玻璃体是无色透明凝胶状组织，填充于眼球内腔，为眼屈光系统的终末屈光介质。玻璃体具有与房水相等的屈光指数（1.336），光线经玻璃体屈折后，立即投射于视网膜上成像而引起光化作用。

2. 眼屈光系统和眼的三对基点

（1）眼屈光系统——共轴球面系统

若光学系统由球面透镜和球面反射镜组成，则称为球面系统。若所有球面的球心均处于同一条直线上，则该直线就是整个系统的对称轴线，称为系统的光轴，这样的系统称为共轴球面系统。

如前所述，从光学角度分析，人眼是由角膜、房水、晶状体和玻璃体组成的光学系统，各屈光介质的屈光面大都为球面，且基本上均具有凸透镜的光学作用，故为球面系统。根据几何光学原理，可将角膜表面中央部定为眼球前极，通过该中央部与角膜垂直的线应为整个系统的对称轴线。严格来讲，各屈光面的中心并不都是精确排列在该轴上的，但偏差很小，从功能上可忽略不计，所以仍可视为在同一轴上，这条轴即是眼的光轴。眼的旋转中心（回旋点）以及眼的主焦点、主点和节点等光学上重要的点也都基本在该轴上。故眼屈光系统从光学原理上可视为共轴球面系统。眼屈光系统的组成如图5-1所示。

（2）眼的三对基点

眼的三对基点如图5-2所示，包括主焦点、主点和节点。

1）主焦点。主焦点是平行光线经眼屈光系统折射后与主轴的交点，简称焦点。

2）主点。主点是眼屈光系统屈光成像的参考点，许多基本线段如焦距、物距、像距等均以此点起算。

3）节点。节点是次轴光线与主轴的交点。以任何角度射向第一节点的光线，经眼屈光系统折射后，均由第二节点以同一角度射出，虽向一侧移位，但方向不变。

（3）眼屈光系统三对基点的位置

1）前焦点（距第一主点位置）：-17.05 mm。

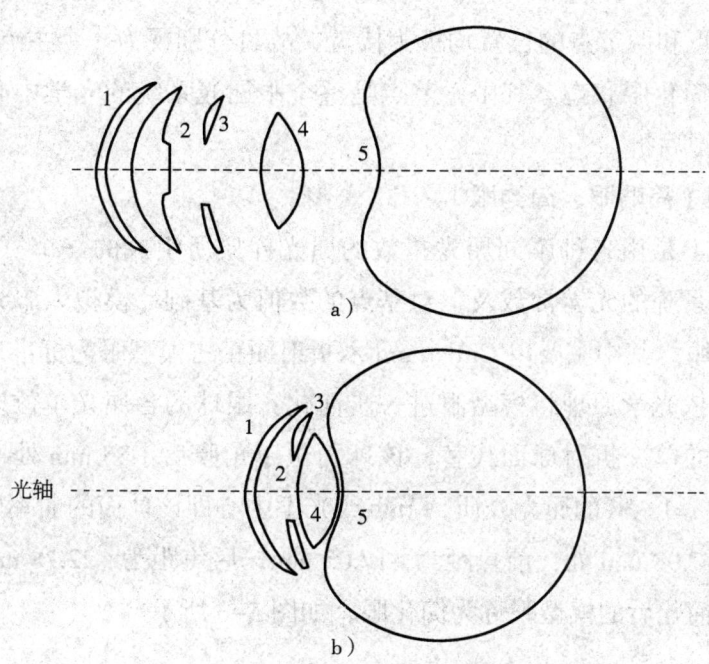

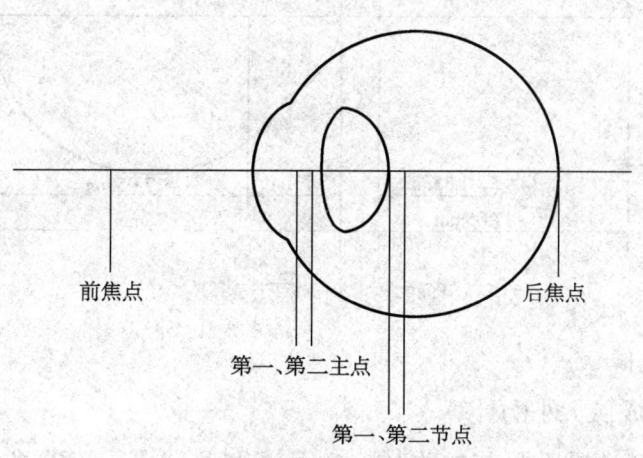

图 5-1 眼屈光系统的组成

a）组合前　b）组合后

1—角膜　2—房水　3—瞳孔　4—晶状体　5—玻璃体

图 5-2 眼屈光系统的三对基点

2）后焦点（距第二主点位置）：+22.78 mm。

3）第一主点：1.348 mm。

4）第二主点：1.602 mm。

5）第一节点：7.078 mm。

6）第二节点：7.332 mm。

上述两主点和两节点的位置均极为接近，故可分别视为一个主点及一个节点，即下文述及的简化眼状态。其中，节点是整个眼屈光系统的光学中心，任何光线通过此点均不被屈折。

3. 简化眼（简略眼、简约眼）

眼睛实际上是由各种不同屈光指数的屈光介质所组成的一个复杂光学系统，以上述眼屈光系统的光学常数及三对基点的数值为基础，模拟人眼光学结构的模型即称为模型眼，其中主要以 Gullstrand 六折射面精密模型眼为标准。但为了便于理解和使用，依光学原理将模型眼进一步简化：眼球的各屈光单位以一个曲率半径为 5.73 mm 的单一折射球面代替，该球面位于角膜后 1.35 mm 处，其一侧为空气，另一侧为 n=1.336 的屈光介质，节点或光学中心即该球面的曲率中心，位于角膜前表面后方 7.08 mm 处；前焦距为 −17.05 mm，后焦距为 +22.78 mm，总屈光力为 +58.64 D。简化后的模型眼称为简化眼，如图 5-3 所示。

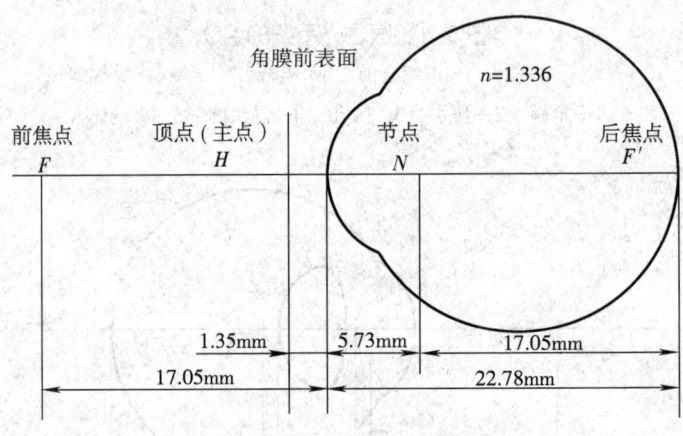

图 5-3　简化眼示意图

4. 视网膜成像

（1）视网膜成像大小的计算

图 5-4 中 AB 为置于眼前的物体，N 为简化眼光学系统的光学中心（节点），凡经过此点的光线均不被屈折。物体 AB 所反射出的光线，经节点在视网膜上形成倒像 ab，在节点处夹角为 α。根据相似三角形的对应边成比例，可得：

$$\text{像的大小（正视眼）} = \frac{\text{物体大小} \times \text{像与节点的距离}}{\text{物体与节点的距离}} = \frac{AB \times bN}{BN}$$

把简化眼数据代入：

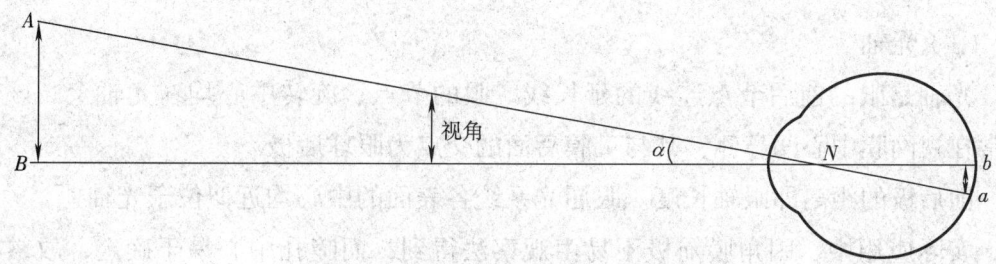

图 5-4 视网膜成像示意图

$$像的大小（mm）= \frac{物体大小（mm）\times 17.05\ mm}{物体与眼的距离（mm）+7.08\ mm}$$

例如，物体高为 2 000 mm，位于眼前 20 000 mm 处，则：

$$像的大小 = \frac{2\ 000\ mm \times 17.05\ mm}{20\ 000\ mm + 7.08\ mm} \approx 1.7\ mm$$

另外，与球面透镜成像原理一样，像的大小还可通过视角与节点至视网膜的距离求得，即 $\tan \alpha \times 17.05\ mm$。

（2）影响视网膜成像大小的因素及其意义

视网膜成像大小是依所视物体大小及与节点距离远近而定的，即与所形成的视角大小有关。物体距眼越近，所形成的视角越大，视网膜成像则越大。由此不难理解：

1）凡所目睹的物体，若其视角相同，视网膜成像大小也相同。在设计视力表时，如常用的国际标准视力表，各行视标的高度就是从眼节点到无限远的 5′ 视角进程中，依不同设计距离计算求得。换言之，视力表上的视标虽大小不同，但人若在各视标相应的设计距离处观察，则在眼内所形成的像的大小相同。

2）由视网膜成像大小的计算可知，视网膜距节点近的（如远视眼）所成像较小；反之，视网膜距节点远的（如近视眼）所成像较大。前者戴用凸透镜有放大像的作用，后者戴用凹透镜有缩小像的作用。

5. 眼的生理轴与角

眼的生理轴与角如图 5-5 所示。

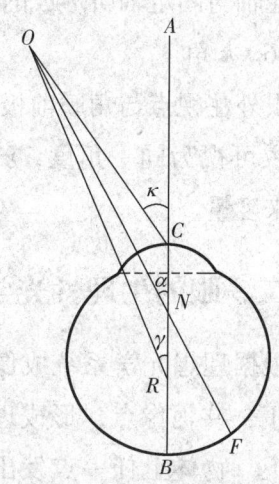

图 5-5 眼的生理轴与角
C—角膜几何中心　B—眼球后极
F—黄斑中心凹　N—节点　R—旋转中心
AB—光轴　OF—视轴　OR—固定轴
∠OCA—κ 角　∠ONA—α 角　∠ORA—γ 角

（1）光轴

光轴是眼的前后节点连线的延长线。眼的节点、旋转中心均在光轴上。该轴通常在视网膜中心凹鼻侧，其与巩膜后面的交点为眼球后极。

前后极的距离即眼轴长度。眼屈光系统各表面的中心均近似位于光轴上。

实际应用中，因角膜前极不易由观察法得到，而瞳孔中心易于确定，故常将由瞳孔中心所作的垂直于角膜的瞳孔线（轴）代替光轴。

（2）视轴

视轴是由眼外注视（固视）点通过节点与黄斑中心凹的连线。由于黄斑中心凹位于眼球后极颞下侧约 1.25 mm 处，故人眼的光轴通常在视轴外侧，两轴并不重合。

（3）固定轴

当眼转动观看物体时，人们设想是以一点为回转中心，称为旋转中心（回旋点），大约位于角膜顶点后方 13.5 mm 的光轴上。

注视点与眼旋转中心的连接线为固定轴。

（4）视角（α 角）

视轴与光轴在眼内节点处所形成的夹角称为视角或 α 角。

（5）γ 角

光轴与固定轴所形成的夹角称为 γ 角。

（6）κ 角

眼外注视点与角膜前极连线和光轴所形成的夹角称为 κ 角。κ 角与视角在临床上大致可视为同一角度，κ 角常以光轴与角膜反光点（视轴）偏离的角度（圆周度）来度量。

二、眼的生理性光学缺陷

根据理想光学系统成像理论，由同一物点发出的全部光线经光学系统后，必聚焦于一共轭像点，形成理想像点。像与物的形状完全相似，大小比例精确。但实际上，物体上任一点发出的光线通过光学系统后，不能聚焦于一点，而是形成一弥散斑，这就导致光线位置偏离理想像点，即形成差异。

眼的像差中以球差和纵向色差对眼的视觉质量影响较大。

1. 球差

由几何光学共轴球面系统的成像特性可知，只有近光轴的物点，且以很小孔径角的细光束成像时，才能获得完善像。当光线入射眼屈光系统后，由于远近轴光线折射角度不同，即远轴光线折射角度大，近轴光线折射角度小，故交光轴于不同的位置，成像不能会聚于一点，在视网膜上呈直径不等的弥散圆，失去成像与物体的相似性，构成球差成像缺陷，如图 5-6 所示。

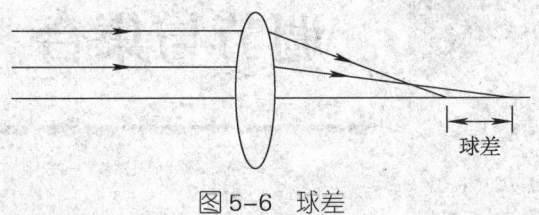

图 5-6　球差

眼屈光系统虽存在球差，但由于人眼瞳孔孔径在普通室内平均为 3～4 mm，周边部光线大部分被虹膜挡住，而且角膜周边部较平坦，晶状体中央部密度和弯曲度较大，这些因素都使得球差减小，从而可以忽略其对成像质量的影响。

2. 纵向色差

复合光由不同波长的单色光构成。平行光入射眼屈光系统，不同波长的色光有不同的折射率，如红色光波长长、折射率小，而蓝色光波长短、折射率大，故在眼屈光系统光轴上的成像位置存在差异，视网膜上呈一彩色弥散影像，构成纵向色差成像缺陷，如图 5-7 所示。

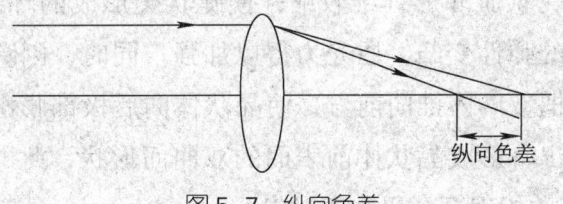

图 5-7　纵向色差

正视眼时，光谱中最亮的黄光在视网膜上形成极为清晰的像，而较短或较长波长的光（蓝光、红光）则在视网膜前、后形成不太亮的光环，所以易被忽略，也就使纵向色差得到一定程度的弥补。但当人眼患有屈光不正或虽矫正但未达到适度时，戴用红、绿色镜片或注视红、绿不同视标时，人眼的纵向色差就必然会使患者感到红、绿视标清晰度的差异。这也正是双色试验法的原理。

培训项目 2

调节与集合

一、眼的调节作用

1. 调节的定义及机理

（1）调节的定义

人眼晶状体的屈光力根据视觉需求发生改变的现象，称为调节。

（2）调节的机理

经典理论认为当眼视远时，睫状肌处于松弛状态，悬韧带紧张，该韧带分别与睫状体和晶状体囊膜相连，对晶状体维持一定张力，其形状相对扁平，此为调节休止，又称眼的静止状态，如图 5-8a 所示。

当眼视近时，睫状肌环形纤维收缩，使睫状突形成的环缩小，悬韧带松弛，晶状体遂借其固有的弹性变凸，屈光力得以加强。同时，因睫状肌纵行肌纤维收缩，牵拉脉络膜，把玻璃体推向前方，使晶状体向后极部膨出受限，遂向其囊膜最薄弱的前极部凸出，形成晶状体前表面的双曲面形状，此即眼的调节形态，如图 5-8b 所示。调节的机理至今仍在探讨中。

2. 调节的联动

当眼由视远物转向视近物时，产生眼调节的同时，双眼向内转即产生集合，并引起瞳孔缩小，即调节、集合和瞳孔缩小联动，称为近反射三联运动。

3. 有关调节的基本概念

（1）调节远点、远点距离、静态屈光度

几何光学中相对应的物点与像点称为共轭焦点。人眼视物成像在视网膜黄斑中心凹，调节静止时与其相共轭的视轴上的物点即为调节远点。换句话说，调节静止时，自调节远点发出的光线恰好聚焦在视网膜上。

调节远点至眼物侧主点的距离称为远点距离。远点距离的倒数即为静态屈光度。

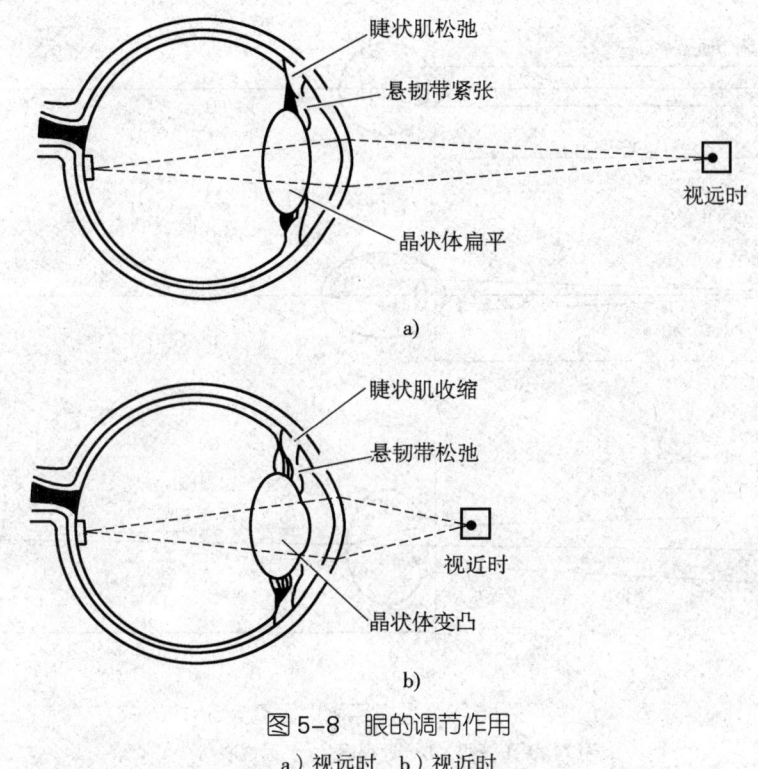

图 5-8 眼的调节作用
a）视远时　b）视近时

正视眼的黄斑与无限远相共轭，无限远为其调节远点。由黄斑处发出的光经眼的屈光作用后，光线是平行的，如图 5-9a 所示。

近视眼调节远点在眼前有限距离处，由黄斑处发出的光线经眼的屈光作用成为会聚光线，如图 5-9b 所示。

远视眼黄斑处发出的光线经眼的屈光作用呈散开状，将其反向延长，在眼球后面形成虚焦点，为其调节远点，如图 5-9c 所示。

（2）调节近点、近点距离、动态屈光度

眼运用全部调节力量所能看清的最近一点，即眼在极度调节状态时视轴上与视网膜黄斑部共轭的点，称为调节近点。换句话说，调节作用最强时自该调节近点发出的光线恰好聚焦在视网膜上。

调节近点与眼物侧主点的距离称为近点距离，不过在实际检测时角膜至眼物侧主点的距离值常略去，而是以调节近点至角膜顶点距离计算。近点距离的倒数为动态屈光度。

（3）调节范围

调节远点与调节近点之间的任何距离均能运用调节达到明视，该线性范围称为调节范围。

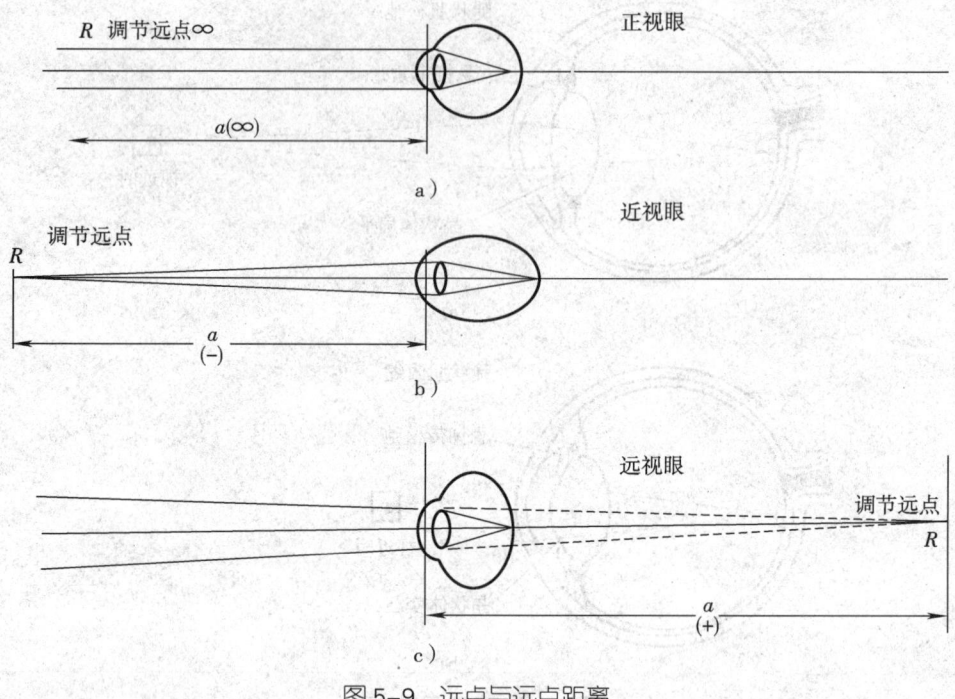

图 5-9 远点与远点距离
a）正视眼 b）近视眼 c）远视眼

（4）调节力

1）定义。调节作用时，因晶状体变化而产生的折光力称为调节力。以屈光度（D）为单位来表示。

$$\text{调节力（D）} = 1/\text{调节距离（m）}$$

如正视眼在注视 1 m 远的物体时，所用调节力为 $1/(1\text{ m}) = 1.00\text{ D}$；注视 33 cm 远的物体时，所用调节力为 $1/(0.33\text{ m}) \approx 3.00\text{ D}$。

2）显性调节力与隐性调节力。在调节范围内注视物体时，由于物体距离不同，所使用的调节力也不同。在看近物时所使用的调节力称为显性调节力。但该眼所具有的调节力并不仅限于此，其没有使用的剩余的调节力则称为隐性调节力。显性调节力与隐性调节力的总和即下述的调节幅度。

（5）调节幅度

1）定义。人眼所能产生的最大调节力称为调节幅度，为注视调节远点时与注视调节近点时的屈光力之差。人的年龄相同，调节幅度基本相同。

2）计算公式

$$\text{调节幅度（D）} = \frac{1}{\text{近点距离（m）}} - \frac{1}{\text{远点距离（m）}}$$

而远点距离的倒数即为非正视眼屈光不正度,故上述公式可改变为:

调节幅度 = 注视调节近点的屈光力 + (± 屈光不正度)

设 A 为调节幅度,R 为注视调节远点时的屈光力,P 为注视调节近点时的屈光力,则:

$$A=P+(\pm R)$$

如已知调节幅度和屈光不正度,也可依上述公式求出其理论上的调节近点位置。

【例】正视眼,调节远点为无限远,测其近点距离为 10 cm,$P=1/(0.1\,\text{m})=10.00\,\text{D}$,调节幅度 $A=10.00\,\text{D}+(1/\infty)=10.00\,\text{D}$。

+2.00 D 远视眼,测其近点距离也为 10 cm,调节幅度 $A=10.00\,\text{D}+(+2.00\,\text{D})=12.00\,\text{D}$。

【例】设某人 40 岁时调节幅度为 5.0 D,则:

正视眼:近点距离 $=1/(5\,\text{D})=0.2\,\text{m}=20\,\text{cm}$

−1.00 D 近视眼:$P=A-(\pm R)=5.0\,\text{D}-(-1.0\,\text{D})=6.0\,\text{D}$

近点距离 $=1/P=1/(6\,\text{D})\approx 0.17\,\text{m}=17\,\text{cm}$

+1.00 D 远视眼:可用同法求出

近点距离 $=1/(5\,\text{D}-1\,\text{D})=0.25\,\text{m}=25\,\text{cm}$

本例题中 40 岁年龄组的正视眼、−1.00 D 近视眼和 +1.00 D 远视眼的调节范围如图 5-10 所示。

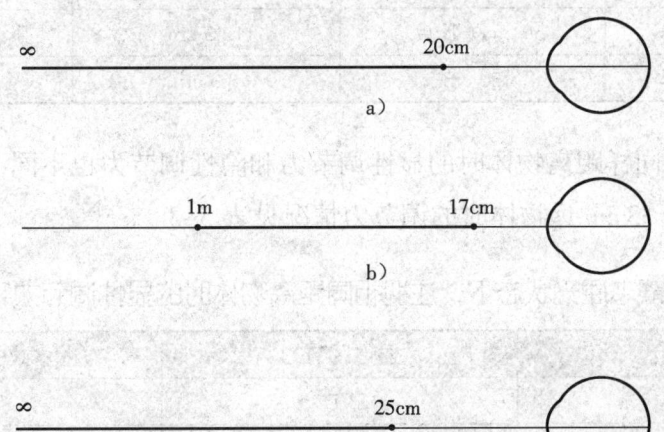

图 5-10 调节幅度为 5.00 D 眼的调节范围
a) 正视眼　b) −1.00 D 近视眼　c) +1.00 D 远视眼

【例】一位60岁正视眼老者，调节幅度为1.00 D，试求当其戴用+2.50 D花镜时，所能明视的范围。

戴用+2.50 D花镜后，如不动用调节力所能看清楚的最远处自然是仅靠花镜就能看清的最远处，即是2.50 D的倒数，即在眼前40 cm。而最近点应是在+2.50 D花镜基础上又动用了全部调节幅度后：

$$1/(2.50\,D+1.00\,D)=1/(3.50\,D)\approx 0.286\,m=28.6\,cm$$

即眼前28.6~40 cm是该老者戴用+2.50 D花镜后清晰的近视觉范围。

通过本例题，应对调节范围的临床意义有更进一步的理解。题中所示方法可用于老视验配程序的最后，测知其戴镜后近视觉的清晰范围，以确认是否满足该老者配镜的初衷。

4. 调节与眼静态屈光状态的关系

如果年龄相同，不论其静态屈光状态，即不论正视眼或非正视眼，其调节幅度基本相同，但其调节范围、视物时使用的调节力却不相同。

（1）调节远点和调节近点不同，即调节范围不同

以20岁为例，调节幅度均为10.00 D，但静态屈光状态不同，其调节范围各不相同，见表5-2。

表5-2 不同静态屈光状态时的调节范围（相同年龄）

项目	调节远点	调节近点	调节范围
正视眼	∞	10 cm	∞~10 cm
+2.00 D 远视眼	50 cm（眼后）	12.5 cm	眼后50~12.5 cm
-2.00 D 近视眼	50 cm	8.3 cm	50~8.3 cm

（2）在注视同样距离物体时的显性调节力和隐性调节力也不同

如上例注视33 cm远物体时的调节力情况见表5-3。

表5-3 不同静态屈光状态下，注视相同距离物体时的显性调节力与隐性调节力

项目	显性调节力	隐性调节力
正视眼	3 D	7 D
+2.00 D 远视眼	5 D	5 D
-2.00 D 近视眼	1 D	9 D

由此可看出，在注视相同距离物体时，远视眼要比正视眼多使用调节力，多

用的调节力就等于其远视度数；而近视眼则少用调节力，少用的调节力为其近视度数。当然如果注视距离超过其调节远点，就看不清该物体，当然也就不用调节力了。

5. 调节功能异常

（1）调节不足

调节不足是临床上常见的调节功能异常，主要表现为调节幅度低于年龄相应的最低值。如果测得数值比正常调节力低 2 D 或更多，则考虑为调节不足。检查发现有较大的调节滞后、低正相对性调节和低于正常年龄组的调节幅度。

老视者的表现与调节不足者一致，但老视者此时所具备的调节力与年龄是相符合的，所以不是调节不足。

调节幅度期望值为：

$$最低调节幅度期望值 = 15 - 0.25 \times 年龄$$

$$平均调节幅度期望值 = 18 - 0.30 \times 年龄$$

$$最高调节幅度期望值 = 25 - 0.4 \times 年龄$$

1）症状。视觉疲劳，近距离视物模糊，畏光流泪，并伴有一系列特异性全身症状，如头痛、全身乏力等。

2）视功能检查。结果为对各种调节刺激（近距离和加负镜）的反应均下降。

①调节幅度下降。

②调节灵活度测试中，负镜片模糊像较难消除。

③正相对性调节低于正常值。

④融像性交叉柱镜测试中，正镜片度数高于正常值，表现为大的调节滞后。

⑤可能出现内隐斜。由于调节不足，需动用更多的调节刺激补偿调节的不足，结果导致调节性集合的增加，甚至可出现内隐斜。

⑥可能出现外隐斜。由于调节不足、调节性集合降低，可能出现外隐斜。且由于调节幅度下降、调节性集合降低使集合近点远移，伴随集合不足的表现。

（2）调节过度

调节过度又称调节过强或调节痉挛。

1）症状。视远视近均模糊，如看黑板、看电视及驾驶。调节过度导致的视物模糊一般不稳定，一到晚上或长时间近距离阅读和工作后症状更明显。从视远转为视近或从视近转为视远时聚焦困难，稍作近距离阅读和工作后即感到眼胀、头痛、视觉疲劳，并伴有一系列特异性全身症状，如头痛、全身乏力等。

2）视功能检查。任何需要调节放松的测试都可能有异常表现。

①调节幅度正常。

②单眼与双眼调节灵活度下降，特别是正镜片模糊像消除慢。

③负相对性调节正常或偏低。

④融像性交叉柱镜测试中，正镜片度数低于正常值，表现为调节超前。

⑤可能出现内隐斜，此时调节过度是主要原因。对特定调节刺激产生调节过度，伴随着过度的调节性集合，视近时即产生内隐斜。

⑥可能表现为高度外隐斜，此时集合不足是主要原因。由于集合不足，需动用过度的调节性集合以代偿正融像性聚散功能，可能出现外隐斜。

（3）调节灵活度不良

调节灵活度不良又称调节反应不良，尽管调节幅度正常，但不能和谐地刺激和放松调节。

1）症状。近距离视物后出现短时性近距和远距视力模糊，尤其在远近距离交替视物时更明显。

2）视功能检查。静态调节功能评价指标的调节幅度和调节滞后可能正常，但动态调节功能评价指标的调节灵活度下降，调节的放松和促发功能都不好，导致负相对性调节和正相对性调节可能偏低。

（4）调节不持久

调节不持久即不能持久使用调节力，极易发生疲劳。当重复测量调节幅度时，首次可为正常，几次测量后会发现调节幅度下降。

1）症状。近距离阅读在初期时正常，持续一段时间后视力下降，看近模糊。

2）视功能检查。调节幅度、调节滞后和调节灵活度在检测初期均正常。重复测量后，调节幅度和调节灵活度下降，调节滞后增加，正相对性调节正常或偏低。

6. 老视眼

随着年龄的增长，眼调节能力逐渐下降，而导致视近困难的现象称为老视眼。

（1）年龄相关性调节变化

老视眼是一种生理现象，不是病理状态，更不属于屈光不正。其实质是人眼生理性调节机能的减弱或衰退，而年龄则是影响调节力的重要因素。一般认为随着年龄的增长，晶状体日益坚实硬化，而包裹晶状体外表面的薄膜即晶状体囊，其弹性也随着年龄的增加而下降。另外，巩膜弹性、睫状肌纤维的相应改变，都使调节变得日渐困难。上述这些变化是人进入中年后几乎都会出现的现象，与人体其他器官组织逐渐老化一样，是不可避免的客观规律。

调节力的大小与年龄相关，如图 5-11 所示。人在幼年时期，如 10 岁时，调节力约为 14.0 D，近点距离为 7 cm。随着年龄的增长，调节力逐渐下降，调节近点远移。30 岁左右，调节力已减半至 7.0 D，近点距离为 14 cm。待至 40 岁，调节力约为 4.5 D，近点距离为 22 cm。若阅读距离为 33 cm，正视眼需用 3.0 D 调节，剩余的隐性调节力为 1.5 D，即尚余 1/3 调节储备，故还可勉强不出现视近困难。然而随着年龄继续增长，调节力更加消退，若近距离工作或阅读，必然感到困难，即出现所谓的老花眼。

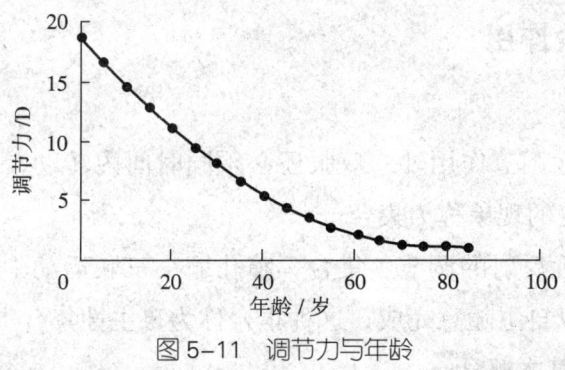

图 5-11　调节力与年龄

老视症状的出现并不仅仅取决于年龄，还与以下因素有关：

1）眼屈光状态。即与眼是否有近视或远视等屈光不正有关。如远视者老视症状出现较早。

2）个人的工作性质、生活习惯等。如钢琴师习惯的工作距离为 60 cm，自觉症状出现就会比较迟。

3）身体健康状况。如会导致晶状体营养不足、睫状肌变弱等的疾病（糖尿病、痛风等）可使老视提早出现。

（2）老视眼的临床表现

老视眼的发生是一个逐步的过程，其前期表现为看书虽能看清，但阅读时间稍久，再抬头看远处物体时会有模糊感，一段时间后方能恢复。这表明阅读时人眼的调节力量已全部用上，睫状肌处于紧张甚至痉挛状态，是步入老视眼前期的征兆。

随着年龄的增加，会出现近距离阅读（或作业）困难，尤其是在光线较暗、字较小的时候。因此，晚上看书喜欢用较亮灯光。阅读距离逐渐增加，且视近阅读不能长久，同时会出现看近处字体重叠、串行成双、眼球胀痛、眼干涩、头晕等症状，严重时还可伴有恶心不适等视疲劳症状。

(3) 老视眼的矫正

目前矫正老视眼仍须佩戴适合的凸透镜，替代已失去的调节力，使视物不致有模糊感。老视镜可分为单光眼镜、双光眼镜、渐变焦眼镜。各年龄近用附加镜度参考值见表 5-4。

表 5-4　各年龄近用附加镜度参考值

年龄	40 岁	45 岁	50 岁	55 岁	60 岁
近用附加镜度	+1.00 D	+1.50 D	+2.00 D	+2.50 D	+3.00 D

二、眼的集合作用

1. 集合的定义

当视近物时，除调节作用外，双眼还必须同时向内转动，双眼视轴的夹角根据视觉需求发生改变的现象称为集合。

前面述及的视近反射的调节、集合、瞳孔缩小三联运动中，集合为非自主性集合。但集合也可以自主随意完成，这种集合称为自主性集合。

2. 有关集合的基本概念

(1) 集合远点、集合远点距离

1) 集合远点。当注视无限远处的目标，不需用集合，即集合静止时，两眼明视最远的一点为集合远点。此时双眼视轴向前，成为两条平行线（或接近平行），集合远点在无限远处。

2) 集合远点距离。由集合远点至两眼旋转中心连线中点的距离为集合远点距离。

(2) 集合近点、集合近点距离

1) 集合近点。当集合作用达到最大限度（最紧张）时，两眼所能明视的最短距离的一点，如观察比此点更近的眼前目标，则出现复视、眼球外转，此点是两眼保持集合的最近点，称为集合近点。

2) 集合近点距离。由集合近点至两眼旋转中心连线中点的距离为集合近点距离，一般为 8~10 cm。

(3) 集合范围

集合范围为集合远点与集合近点之间的距离。

(4) 集合程度

集合程度即集合幅度，是双眼内转并保持融像的最大内转量，为集合近点集合力与集合远点集合力的差值。

（5）集合角

两眼视轴由无限远处转向眼前正中线的一点集中注视时，所形成的角为集合角。集合角可以用米角、棱镜度来计量。

1）米角。若两眼注视眼前1 m处的一点，两眼视轴所成的集合角，称为1米角（MA）。米角是衡量集合角的单位。

由上可知，集合角用米角表示时是注视物体至眼距离（m）的倒数，即集合角（MA）=1/集合距离（m）。该距离是指注视物体至两眼旋转中心连线的垂直距离。如图5-12所示，$\angle R_1CR_2$即为1 MA，R_1、R_2为左眼、右眼的回旋点。故注视2 m远的物体时，集合角为0.5 MA；注视33 cm远的物体时，集合角为3 MA。

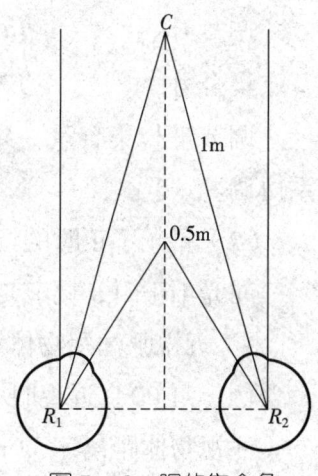

图5-12 眼的集合角

2）棱镜度。棱镜度（△）是集合角的另一种表示法。当双眼注视距离为1 m的目标时，相当于每一只眼的视线在1 m处从正前方向内偏折了1/2瞳距，视线的偏折与三棱镜引起的偏折相同，因此集合可以用三棱镜来定量，大小与瞳距和注视距离有关，如图5-13所示。设瞳距为p（单位为cm），注视距离为d（单位为m），则集合角C_a可计算如下：

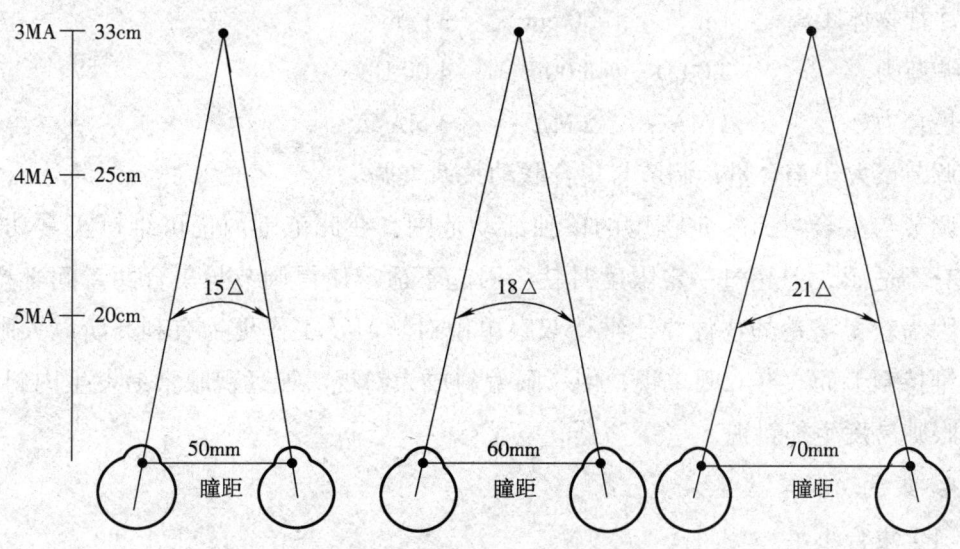

图5-13 以棱镜度表示集合角

$$C_a = p/d$$

集合角的真正大小随瞳孔距离的改变而改变，故以棱镜度为单位衡量更为准确。

3. 调节、集合与屈光状态的关系

（1）正视眼的调节与集合的关系

注视物体距离	1 m	50 cm	33 cm
调节力	1.00 D	2.00 D	3.00 D
集合力	1 MA	2 MA	3 MA

调节量与集合量一致，这表明正视眼视近时的调节与集合同步联动，两者关系协调。

（2）屈光不正时的调节与集合的关系

屈光不正时，调节与集合两者处于不协调状态。

1）近视眼注视物体

例：-1.00 D 近视眼

注视物体距离	1 m	50 cm	33 cm
调节力	0	1.00 D	2.00 D
集合力	1 MA	2 MA	3 MA

调节量小于集合量，调节与集合联动关系失调。

2）远视眼注视物体

例：+1.00 D 远视眼

注视物体距离	1 m	50 cm	33 cm
调节力	2.00 D	3.00 D	4.00 D
集合力	1 MA	2 MA	3 MA

调节量大于集合量，调节与集合联动关系失调。

调节与集合具有一定程度的单独活动范围，在此范围内仍可维持正常功能，不会有不适感，但超过一定限度时就会引起不适，使得调节与集合两者间必择其一。因为获得清楚的物像要比维持双眼单视对学习及工作更为有利，所以人眼会自觉维持调节而放弃双眼单视，使一眼偏斜成为斜视。如远视眼常易发生内斜视，近视眼则易发生外斜视。

4. 集合功能异常

（1）集合不足

集合不足是最常见的聚散功能障碍类型，也是肌性视疲劳最常见的原因，人群中发生率为 3% ~ 5%。典型症状为近距离阅读或工作后，感到头疼和眼部不适、

注意力不能集中等。集合不足严重者甚至会出现间歇的复视。

1）症状

①近距离阅读需求与实际用眼能力之间不协调。

②视近时重影、复视、模糊、聚焦困难，字体出现流动、跳动现象。

③眼部有牵拉、紧张感，眼球酸胀，眼周围痛。

④无法集中注意力，希望尽量避免近距离阅读。

2）视功能检查

①视远正位，视近外隐斜，或视远外隐斜，视近高度外隐斜。

②AC/A 值（调节性集合与调节的比值）低。

③集合近点远移。

④正融像性聚散检查（BO 棱镜测定）结果都低下。

⑤负相对性调节低。

⑥调节滞后量减少或可变成调节超前。

⑦双眼调节灵活度下降。

⑧其他调节测量结果可正常。

（2）集合过度

1）症状。短时间阅读后出现眼部不适、头疼、视力模糊；眼部有紧张感、疲劳感、牵拉感；晚上额部疼痛；聚焦过度，有时甚至出现复视。为避免疲劳和复视的产生，常喜欢闭眼，或在阅读时将书本放在很近的地方。

2）视功能检查

①视近时内隐斜远大于视远的眼位。

②AC/A 值高。

③集合近点变近，接近鼻尖。

④负融像性聚散检查（BI 棱镜测定）结果都低下。

⑤正相对性调节低。

⑥双眼调节灵活度下降。

⑦调节滞后量增大。

（3）散开不足

散开不足者由于外展能力低下，通常在视远距离物体时出现症状。

1）症状。视远时重影、复视、模糊、头疼，出现驾驶障碍等。

2）视功能检查

①视远内隐斜,而视近时眼位则在正常范围;视远时内隐斜度数可大于视近的 8△ ~ 10△。

②AC/A 值低。

③负融像性聚散的数值下降。

④正相对性调节低或正常。

（4）散开过度

1）症状。视远时复视、视觉疲劳,有广场恐惧症,不喜欢参加群体活动。

2）视功能检查

①视远高度外隐斜,视近时眼位在正常范围。

②AC/A 值高。

③远距正相对性集合低。

④远距集散灵活度减弱,使用 BO 棱镜时明显。

⑤近距负相对性调节可不受影响。

（5）基本型外隐斜

基本型外隐斜以成人、青少年和近视眼者居多。

1）症状。当近距离工作时,出现眼部紧张或头疼,长期视觉疲劳,视远视近模糊、复视。

2）视功能检查

①视远和视近外隐斜值大致相等。

②AC/A 值在正常范围内。

③远近距正相对性集合均减弱。

④加正镜至模糊的测量结果较低。

⑤集合近点后退。

⑥远近距集散灵活度均减弱,使用 BO 棱镜时明显。

⑦双眼调节灵活度：+2.00 D 镜片通过困难。

⑧BCC（调节滞后）结果：<+0.25 D。

（6）基本型内隐斜

1）症状。视远或视近时偶尔会出现视力模糊或复视。阅读时间过久会出现头疼、眼胀等症状。

2）视功能检查

①视远和视近均内隐斜，且眼位基本相等。

②AC/A 值大致在正常范围内。

③远近距负相对性集合结果较低。

④加负镜至模糊的测量结果较低。

⑤远近距集散灵活度均减弱，使用 BI 棱镜时明显。

⑥双眼调节灵活度：-2.00 D 镜片完成困难，调节促发困难。

⑦BCC 结果：调节滞后大。

（7）融像性聚散功能障碍

1）症状。近距离阅读或工作后出现视疲劳或头疼，以及间歇性视觉模糊。近距离工作后有不舒适感，症状随时间加重，阅读理解力下降，注意力无法集中。晚上症状更明显，阅读速度减慢，眼睛干涩或流泪。

2）视功能检查

①视远和视近眼位在正常范围内，无显著的隐斜。

②AC/A 值正常。

③远近距正融像性聚散和负融像性聚散数据都低下：正负相对性集合均减弱，低于正常值；正负相对性调节均减弱；集散灵活度均减弱。

④单眼调节灵活度正常；双眼调节灵活度下降，±2.00 D 镜片均感到困难。

⑤调节幅度和调节滞后正常。

培训项目 3

屈光不正

一、屈光不正的概念和影响因素

1. 屈光不正的概念

当眼调节静止时，来自 5 m 以外的平行光线经过眼屈光系统屈折后，聚焦在视网膜黄斑中心凹，这种屈光状态称为正视。人眼的正视状态有一个屈光生理值范畴，目前认为 $-0.25 \sim +0.50$ D 为人眼正视眼临床标准。

当眼调节静止时，来自 5 m 以外的平行光线经过眼屈光系统屈折后，若不能聚焦在视网膜黄斑中心凹，则远处景物不能形成清晰像，即"看"不清楚，这种屈光状态称为非正视或屈光不正。

2. 影响屈光不正的因素

（1）正视化现象

新生儿眼球都比较小，其前后径约为 17.3 mm，从轴长来看，婴幼儿几乎都为远视。随着年龄的增长，眼球逐渐发育，前后径逐渐增长，远视度数逐渐减少，人眼屈光状态逐渐呈现正视，这一过程即正视化现象。该过程大约在青春期完成。

（2）眼的屈光状态

眼的屈光状态取决于眼轴长度和眼屈光系统中屈光介质的屈光力，尤为重要的是它们之间的相互关系，即彼此是否能协调、平衡、匹配。例如眼轴虽然增长，但角膜和晶状体表面弯曲度相应平扁，角膜和晶状体的曲率变化与眼轴的增长能匹配，则仍为正视。

（3）引起屈光不正的主要原因

1）眼屈光系统中各成分的位置异常。如眼球前后径太短或太长、晶状体向前或向后移位。

2）屈光成分表面曲率半径异常。如角膜、晶状体表面弯曲度太小、太大或不规则。

3）屈光系统中成分的倾斜。如晶状体倾斜。

4）屈光介质的屈光指数异常。

5）屈光系统中成分的短缺。如无晶状体。

二、远视眼

1. 远视眼的成因

当眼调节静止时，平行光线经眼屈折后聚焦于视网膜后方，称为远视眼。眼轴长度和眼屈光系统中屈光介质的屈光力不能适当匹配，或眼轴短，或屈光力弱，或二者兼而有之。其中，由于眼球前后轴较短所致的轴性远视最为多见，这与眼球的发育有关。婴幼儿几乎都为远视，为生理性。随着年龄的增长，如由于内因（遗传）或外因（环境）影响，眼球发育不全导致眼轴较短，即形成轴性远视。

屈光成分的屈光力弱所致的屈光性远视，其成因可为屈光成分表面曲率过小或屈光介质的屈光指数降低。

2. 远视眼的屈光

当眼调节静止时，平行光线经眼屈折后聚焦于视网膜后方，故外界物体在视网膜上不能成清晰像。由视网膜反射出来的光线（如检影时，视网膜起反射镜面的作用）必然是散开的，在眼前不能相交。此散开光线反向延长聚焦于眼后一点，该点即远视眼的远点，为虚性远点，如图5-14所示。

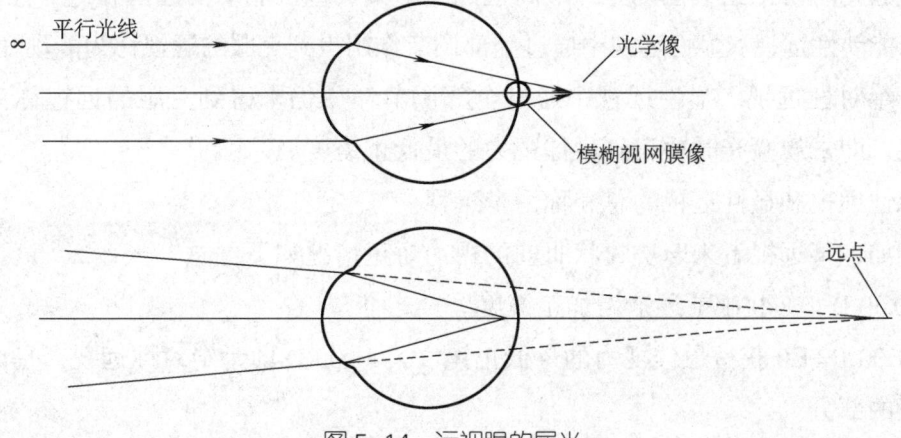

图5-14 远视眼的屈光

3. 远视的分类

（1）依屈光成分分类（或依成因分类）

1）轴性远视。眼轴过短会形成轴性远视，此为最常见的一种远视。实际上，短眼球是人类正常发育过程中的一个阶段，若发育不全，眼轴每缩短 1 mm，约有 +3.00 D 屈折力的减弱，即 +3.00 D 远视。

2）曲率性远视。眼轴长度正常，但角膜、晶状体弯曲度减弱。

3）屈光指数性远视。屈光指数性远视为角膜或晶状体屈光指数低所致。

（2）依远视度数分类

1）低度远视：0.00 ~ +3.00 DS。

2）中度远视：+3.25 ~ +5.00 DS。

3）高度远视：>+5.00 DS。

（3）依调节状态分类

远视眼看外界任何物体都要动用调节，故调节与远视眼密切联系在一起。依照调节对远视眼的影响，可将其分为：

1）隐性远视。正常情况下，睫状肌具有一定程度的张力，只要晶状体弹性还未减弱，此张力就可使晶状体的部分弹性起作用，从而代偿部分远视度，即这部分远视为调节所掩盖，故该远视度在未进行睫状肌麻痹的验光（常规验光）中难以发现，称为隐性远视。

2）显性远视。未被睫状肌生理张力所代偿的远视称为显性远视。显性远视等于常规验光时矫正到最佳视力的最高正镜度。其又包括能动性远视和绝对性远视。

①能动性远视。显性远视中通过全部调节作用得到克服的远视称为能动性远视。

②绝对性远视。显性远视中通过全部调节作用仍未得到克服的远视称为绝对性远视，即常规验光时矫正到最佳视力的最低正镜度。

隐性远视和显性远视的总和称为全远视。

例如，某远视者未麻痹睫状肌前的视力矫正情况如下：

+0.50 D=0.8 在眼前逐渐增加正镜度。

+1.00 D=1.0 获得最佳视力的最低正镜度，+1.00 D 即为绝对性远视，是调节不能代偿的部分。

+1.50 D=1.0 在此基础上继续增加正镜度。

+2.50 D=1.0 获得最佳视力的最高正镜度，+2.50 D 即为显性远视。

+3.00 D=0.8

能动性远视为矫正到最佳视力的最高与最低正镜度差,即 +2.50 D-（+1.00 D）= +1.50 D,这 +1.50 D 是其运用调节所克服的远视。

该远视者用阿托品麻痹睫状肌后的视力矫正情况如下：

+2.50 D=0.8

+3.00 D=1.0 全远视

+4.00 D=0.8

隐性远视为 +3.00 D-（+2.50 D）=0.50 D

在此例中,经麻痹睫状肌后,+2.50 D 的矫正视力降至 0.8,镜片要加到 +3.00 D 才能把视力提高到 1.0,这增加的 +0.50 D 即是被睫状肌张力所代偿的远视度,即隐性远视。换句话说,+3.00 D 就是全远视,其与显性远视之差便是隐性远视。

远视眼的隐性远视与显性远视比例会变化。随着年龄的增长,隐性远视程度会渐减,显性远视程度会渐增。一般来说,6～15 岁隐性远视约占全远视的 2/3,16～25 岁约占 1/2,而到了 45 岁时全远视几乎全部变为显性远视。

4. 远视眼的临床表现

（1）视力减退

视力减退的程度取决于远视度和年龄（调节力）。轻度远视眼在年龄小（调节力强）时,可通过足够的调节,矫正屈折力不足,故远视力可正常（此时隐性远视所占比例大）。随着年龄的增长,调节力减弱,远视眼的远视力和近视力均出现不同程度的降低（隐性远视程度渐减,显性远视程度渐增）。

（2）视疲劳

因远视眼看远或近的物体均需调节,故视近物时常会出现视力模糊、眼胀、眼睑沉重,眼内疼痛或额部、颞部疼痛等视疲劳症状。调节长期处于紧张状态还能引起调节痉挛,而呈现假性近视。

（3）内斜视

远视眼视物时所需的调节较正视者大,基于调节与集合的紧密相关,调节过强往往伴随集合的兴奋加强,久之呈现内斜视状态。

（4）眼底变化

一般远视者眼底多无异常,但中度以上者,可出现假性视神经炎。

5. 远视眼的矫正

配用凸透镜是远视眼最常用的矫正方法。因为远视眼与调节密切相关,一些患有远视眼的青少年的远视度可为调节作用代偿,视力仍可正常,也可以不出现任何症状，所以并不是所有远视者都要戴镜，应根据年龄、远近视力情况、远视程度、视疲劳症状及眼位等多种因素综合考虑而定。

另外，对各种并发症症状出现与否、精神、体质、营养等因素也均应考虑。特别要注意防止远视诱发的弱视或内斜视。

接触镜也是矫治远视眼的方法之一，虽然选择戴用的人不如近视眼患者广泛。

远视眼的屈光性手术包括角膜手术和晶状体手术等，其矫正度数的上限控制在 +6.00 D。

三、近视眼

1. 近视眼的患病率

近视眼作为世界范围内最常见的眼部疾病之一，是全球关注的公共卫生问题。近视眼的患病率在不同国家和地区、不同种族间存在较大的差异。以 15~20 岁人群为研究对象的抽样调查资料显示：高发地区集中在以黄种人为主、学生课业负担较重的国家和地区，如中国、日本、新加坡、马来西亚等；以黑种人为主的发展中国家近视眼的患病率则很低；以白种人为主的西方发达国家近视眼的患病率居中。据国家卫生健康委员会发布的数据，目前我国小学生、初中生、高中生的近视眼患病率分别为 36%、71.6%、81%。

随着现代科学技术的发展及视觉环境的改变，我国近视眼的患病率在增高，发病年龄在提前，而且发生后呈现进展趋势，特别是近视眼引起的并发症正严重影响和威胁着视觉健康及生存质量。世界卫生组织已将近视眼的防治列入全球防盲计划，我国近视眼的防治工作更是任重而道远。

2. 近视眼的成因

对于近视眼的发生机制，虽有各种学说，但近视眼的发生主要受遗传与环境两个因素影响，是目前较明确的观点。

（1）遗传因素

遗传是生物的基本特征之一，人类体细胞有 23 对同源染色体组成的 46 条染色体。一对同源染色体中所携带基因的排列顺序是相同的，分别来自父亲和母亲。这 23 对染色体中，22 对为常染色体，1 对为性染色体。基因是遗传的基本单位，分为显性与隐性两种。

近视眼是一类和遗传有关的眼病，这可从不同种族和不同家族的发病情况对比研究中找到依据。

1）种族因素。不同国家、不同种族人群中的近视患病率差别很大。如日本及我国近视患病率较高，黑种人近视患病率较低，而且并不因居住地区的改变而改变。

2）家族因素。临床早已观察到单卵双生子的病理性近视，其屈光差异极小，与双卵双生子对照有显著性差异。这反映了遗传因素在病理性近视眼病因学上的重要作用。

一般认为单纯性近视眼属多因子遗传，大多数病理性近视眼为常染色体隐性遗传，少数病理性近视眼为常染色体显性遗传，并均受环境因素影响。

（2）环境因素

环境因素对近视眼的发生和发展有重要的作用。所谓环境因素是指在发育过程中的视觉信息环境，如视近负荷、作业距离、用眼时间、照明条件、光污染、视觉环境的影响。动物实验及流行病学资料已证实，长久紧张的视近作业与近视眼的发生密切相关。需要指出的是，近年来的研究结果证明，引起视觉变化的因素主要有视觉剥夺和光学离焦，调节并不是近视眼形成的直接原因，而有可能是参与其形成的危险因素。

对于近视眼与遗传及环境因素的关系，曾有学者做出以下具有参考价值的说明：遗传因素及植物神经系统功能状况为内因，是近视眼发生和发展过程中的生物学前提；而环境因素是外因，决定了近视眼发生的现实性，即学生时期的近视眼主要是由于眼睛长期与书本距离很近，或者通过遗传因素作用所形成的。

3. 近视眼的屈光

当眼调节静止时，平行光线经眼屈折后聚焦于视网膜前方，称为近视眼。光线先聚后散，在视网膜上形成一弥散圆，故外界物体于视网膜上不能成一清晰像。由视网膜反射出来的光线，必然是集合光线，其集合点位于眼前有限距离，此即近视眼的远点，如图5-15所示。

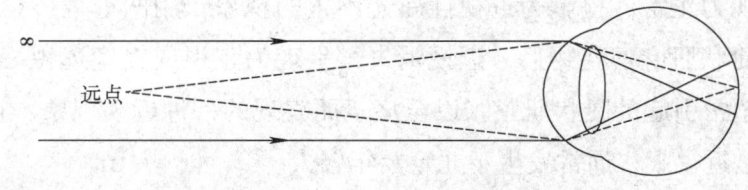

图5-15 近视眼的屈光

4. 近视的分类

近视有多种分类方法，其差异未能统一。我国普遍认可的分类方法有如下几种：

（1）依近视度数分类

1）低度近视：0.00 ~ -3.00 DS。

2）中度近视：-3.00 ~ -6.00 DS。

3）高度近视：>-6.00 DS。

（2）依屈光成分分类

1）轴性近视。轴性近视是指眼球前后轴过长而眼其他屈光成分基本正常的近视。

2）曲率性近视。曲率性近视是由于角膜前表面或晶状体表面弯曲度增强所引起的。

3）屈光指数性近视。屈光介质的屈光指数增高（如糖尿病患者）致使屈光力增强所引起的近视称为屈光指数性近视。

（3）依病程进展和病理变化分类

1）单纯性近视。在明显外因（环境）作用下，并在一定内因基础上（但也可没有明显的遗传因素），在青少年发育期逐步形成的近视称为单纯性近视。它的发展较慢，生长发育期后相对静止。屈光度常在 -6.00 D 以下，可用镜片矫正到正常视力。

2）病理性近视。病理性近视以遗传因素为主，环境因素次之，是常染色体隐性遗传病。发病一般自幼年开始，近视程度不断加重，有明显进行性趋势，平均每年增加 1.00 D 或 1.00 D 以上。近视屈光度为高度，矫正视力往往低于正常。眼轴明显加长，早期伴有眼部组织一系列变性的病理改变，并易发生视网膜脱离、白内障等并发症。

（4）依是否有调节因素参与分类

1）调节性近视（假性近视）。调节性近视是指在常态调节情况下，出现远视力降低、近视力正常、检影为近视性屈光不正的现象，用凹透镜矫正可达正常视力。当使用睫状肌麻痹药物后，近视消失，呈现为正视或轻度远视。调节性近视是视近负荷超常引起的睫状肌紧张以至痉挛而表现的一种近视现象，它是可逆的。但其本质不是近视眼，通常发生于儿童及年轻人。

2）真性近视。真性近视即通常所说的近视眼，指使用睫状肌麻痹药物后检查，近视屈光度未降低或降低度数小于 0.25 D 的近视，它是不可逆的。

3）混合性近视（中间性近视眼）。混合性近视是指使用睫状肌麻痹药物后检查，近视屈光度降低大于或等于 0.50 D，但并未完全消失的近视，为有调节因素参与的近视。

5. 单纯性近视眼的临床表现

（1）远视力降低

远视力降低是近视眼最突出的临床表现，降低程度与近视程度相关，近视力多为正常。

（2）视疲劳

在从事近距离工作时，可出现头痛及眼疲劳等症状，这是因为近视眼在视近时少用或不需用调节，但仍需集合以维持双眼单视，故调节与集合功能不协调，引起肌性视疲劳。

（3）眼位

近视眼易发生外隐斜。

（4）眼底

单纯性近视眼一般不会出现眼底变化。

6. 近视眼的矫正

佩戴框架眼镜或接触镜，仍是目前近视眼主要的矫正方法。

（1）框架眼镜

框架眼镜安全、简便、经济，在我国应用普遍。过去多用欠矫的传统处方原则配镜，最新研究显示，如此配镜实际上会加重近视，已被动物实验及临床实践证实。由形觉剥夺和光学离焦导致近视发展的学说，说明视网膜像质与近视眼进展密切相关。所以，近视足矫是解决视网膜成像质量（视网膜获得清晰像）的最好手段，是控制近视最有效的办法。

（2）接触镜

接触镜较框架眼镜减小了像放大率，视野较广阔，且无框架眼镜笨重及棱镜效应的缺点，尤其适合度数较高和屈光参差较大的近视眼患者。

（3）角膜塑形镜

角膜塑形镜是使用特殊设计的系列接触镜，通过压迫、镜片移动的按摩及泪液的液压作用，逐步改变角膜表面弯曲度，进而使眼睛的近视和散光得以下降或消除。这是一种非手术可逆性治疗近视的方法。

（4）屈光性手术

屈光性手术主要是通过手术方式改变眼的屈光状态，较多实施于角膜和晶状体。由于科学技术的飞速发展，屈光性手术的精确性、可预测性及安全性已有了很大进步。目前我国准分子激光角膜屈光手术效果已获临床肯定。准分子激光近视矫正术主要有准分子激光角膜切削术、准分子激光原位角膜磨镶术等。

屈光性手术也存在过矫、欠矫、不规则散光及感染等并发症，要正确认识，全面权衡，慎重对待。

7. 近视眼的预防

在眼保健方面采用以下方法可减少近视眼诱因，降低近视恶化程度。

（1）因近视与家族性遗传有关，故对两性高度近视者之间的婚配应予考虑。

（2）要做好从女性的怀孕期、围产期到孩子出生，再到学龄前期、生长发育期的整个近视眼好发期的视力保健，及时治疗眼及全身性疾病。

（3）针对近视眼发病的环境因素，需注意以下事项：

1）建立良好的读写环境。须有合理采光及充分照明，灯光须在左侧上方照射并避免一切暗影。课桌、椅子要符合人体生理高度。印刷品颜色必须鲜明，字体大小适度。

2）养成良好的读写习惯。阅读时，要使书本与眼的距离在 30 cm 以上，头部宜稍向前倾，不可过于俯视，躯干宜取正坐姿势。避免卧床或走路中阅读。

3）控制视近作业时间。

4）注意饮食营养素的摄取，并进行规律性的户外运动。

5）避免太阳直射光线以及眩目性强光对眼球的损害。

（4）预防近视眼并发症，如弱视、黄斑变性、视网膜脱离及青光眼等。须清楚近视眼致盲的主要原因就是并发症，应重点防治。

（5）定期进行视力检查。重视眼部早期病变，出现任何异常现象应及时诊治。

四、散光眼

眼屈光系统各屈光面如角膜、晶状体弯曲度的不均一，称为散光。

1. 散光眼的成因

散光眼的成因主要有以下三种：

（1）曲率原因

散光最常发生在角膜。生理上，角膜垂直子午线弯曲度常比水平子午线弯曲度大（与眼睑经常被压迫有关），故其垂直子午线屈折力也比水平子午线屈折力强，相差值大约为 0.25 D，这种散光为生理性散光，不影响视力，伴随年龄的增长可以有轻度增长倾向。获得性散光是由影响角膜曲率的病变诱发引起的，如圆锥角膜、角膜炎等，或由眼手术导致，多为不规则散光。

（2）屈光指数原因

通常由于晶状体不同部位屈光指数的少许差异导致的散光，程度轻微，方向一般与角膜散光的方向相反，常为角膜的生理散光所抵消。但由白内障所致的散光则症状明显。

（3）屈光系统成分位置偏斜原因

晶状体位置偏斜、外伤引起晶状体脱位等都可致散光。

2. 散光眼的屈光

规则散光眼的屈光可以用史氏光锥来描述。以垂直子午线曲率较水平子午线曲率大的散光为例，当眼调节静止时，平行光线经眼屈折后，因屈光系统各子午线屈光力不同，引起不同的聚散度，故不能在视网膜上聚成焦点，而是在不同距离处形成两条焦线。角膜垂直向的强子午线先聚焦为水平焦线，而通过水平向的弱子午线后聚焦为垂直焦线。在两焦线间为一系列椭圆形光学切面，其中最小的正圆形为最小弥散圆，两焦线间距离为焦间距，其长度代表散光程度。两条焦线与视网膜的距离取决于散光的类型，如图5-16所示。

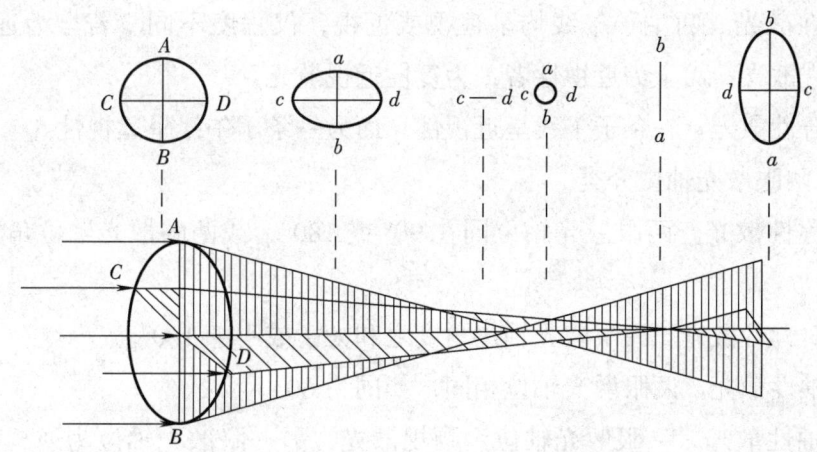

图5-16 规则散光眼的屈光状态（史氏光锥）

3. 散光的分类

（1）规则散光

两条主子午线（即屈光力最大的与屈光力最小的子午线）互相正交，可用镜片矫正的散光，称为规则散光。规则散光依强主子午线方向、屈光状态和两眼散光轴位又有以下分类：

1）依强主子午线方向分类

①顺规散光。强主子午线位于垂直方向（±30°），即近视散光轴位在180°±30°；远视散光轴位在90°±30°。

②逆规散光。强主子午线位于水平方向（±30°），即近视散光轴位在90°±30°；远视散光轴位在180°±30°。

③斜向散光。强主子午线位于斜位方向，即30°~60°或120°~150°。

2）依屈光状态分类。规则散光依屈光状态分类如图5-17所示。

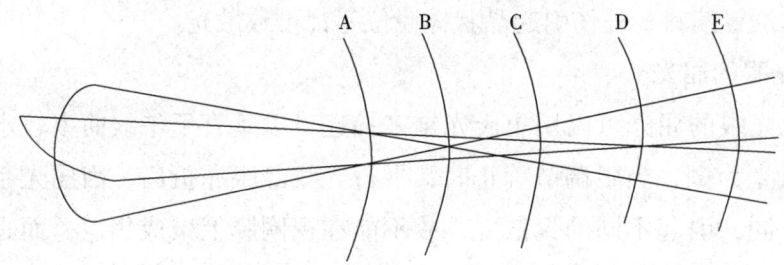

图5-17 规则散光依屈光状态分类

A—复性远视散光 B—单纯远视性散光 C—混合性散光 D—单纯近视性散光 E—复性近视散光

①单纯散光。一主子午线呈正视，另一主子午线呈远视或近视。其呈远视性者，为单纯远视性散光；其呈近视性者，为单纯近视性散光。

②复性散光。两主子午线均呈远视或近视，仅程度不同。若全为远视性者，为复性远视散光；而全为近视性者，为复性近视散光。

③混合性散光。一条子午线呈近视性，而另一条子午线呈远视性。

3）依两眼散光轴位分类

①对称性散光。两眼散光轴位同在90°或180°，或两眼散光轴位角度之和为180°。

②非对称性散光。两眼散光轴位角度之和大于或小于180°。

③同轴性散光。两眼散光轴位相同，如同为60°。

④异轴性散光。一眼散光轴位为顺规散光，另一眼散光轴位为逆规散光。如复性近视散光，一眼散光轴位为180°，另一眼散光轴位为90°。

（2）不规则散光

不规则散光是指散光眼屈光面（主要为角膜）各子午线屈光力不同，均无一定规则，即使同一子午线因其扭曲不正或折射率不一，其屈光力也不同。多由角膜病变瘢痕遗留致表面凹凸不平而引起。

4. 散光眼的临床表现

（1）视力下降

除轻度生理性散光不影响视力外，散光必会造成视力下降。其对视力的影响与散光程度、类型有关，如逆规散光较顺规散光视力下降明显。

（2）视疲劳

因物体不能在视网膜上聚焦，散光眼患者无论视远物或视近物，均感到模糊不清，故患者常有把眼睑眯成缝隙的习惯，这极易引起调节性视疲劳，如头部重压感、眼胀、流泪等。视疲劳症状的轻重不一定和散光程度成正比。

（3）弱视

高度散光，特别是远视散光患者，因其看远看近都不清楚，视觉得不到锻炼，易发生弱视。

5. 散光眼的矫正

规则散光眼可使用框架眼镜、接触镜及屈光手术等进行矫正。

不规则散光眼不能用圆柱透镜矫正，可使用硬性透气性接触镜进行矫正。

五、屈光参差

屈光参差是指两眼屈光状态在性质或者程度上互有差异的状态。一般认为两眼屈光状态完全相同者很少，轻度差异是普遍现象。

通常将两眼屈光度相差球镜度≤1.50 D 或柱镜度≤1.00 D 的称为生理性屈光参差；而将两眼屈光度相差球镜度 >1.50 D 或柱镜度 >1.00 D 的称为病理性屈光参差。

两眼散光轴位差异的屈光参差应如何界定尚无统一意见，在此暂不讨论。

1. 屈光参差的成因

屈光参差的成因多为先天性异常。在人眼发育过程中，眼轴长度逐渐增加，伴随角膜和晶状体逐渐扁平，使远视的度数不断减轻，人眼屈光状态逐渐呈现正视，即所谓正视化现象。

但在多种因素作用下，或眼球发育不良（或不足）而停留在远视阶段，或眼球发育并不终止于正视，继续发展为近视眼，两眼在这一过程中的发展进度不同，就可能引起屈光参差。

除上述发育因素外，后天性因素诸如眼外伤、角膜病变、白内障、眼部手术等均可造成屈光参差。

2. 屈光参差的临床表现

（1）双眼视功能障碍

轻度屈光参差者，多属生理性，双眼仍能共同完成双眼视觉，无显著症状出现。理论上，屈光度每相差 0.25 D，物像大小就要相差 0.5%，如两眼视网膜物像大小相差超过 5%，就会发生双眼融像困难，故 2.50 D 是两眼屈光参差最大耐受限度。当然，人的耐受程度存在个体差异。患者经常会出现眼睛疲劳、头痛、眩晕、复视等视疲劳症状。

（2）呈现交替视力

此临床表现多为一眼正视或轻度远视，另一眼近视。当视远距离物体时，以正视或远视眼视之；视近距离物体时，则用近视眼视之。如此互相交替而视，很少用调节，因而极少出现视疲劳症状。

（3）单眼视力

若两眼屈光参差很大，则视物只用视力较好的眼，成为单眼视，另一眼被长期抑制而废用，进而产生废用性弱视、废用性斜视、左右颜面不对称等症状。

（4）斜视

屈光参差本身不会引起斜视，大多数是由于屈光参差性弱视而导致废用性斜视。

3. 屈光参差的矫正

（1）框架眼镜

根据融像理论，两眼屈光参差配镜度相差不能超过 2.00 D。但临床实践证明，对眼镜矫正的适应能力有个体差异，尤其与年龄有关。

对于少年儿童的屈光参差应尽可能全部矫正，尤其注意矫正远视性屈光参差，这是防治屈光参差性弱视的关键。成年患者的两眼屈光参差度高时，宜将屈光不正度较低的眼矫正到最佳视力，对屈光不正度较高的眼作适度矫正让其适应，且左右眼矫正的近点须相等。

双眼镜片采用不同的折射率、面弯、厚度和镜眼距均对双眼影像差异有修正的作用，可帮助矫正屈光参差。

（2）接触镜

因接触镜的像放大率比框架眼镜小，且不引起棱镜效应，故宜为高度屈光参差者所接受。

六、眼镜的矫正机理

1. 眼的远点与远点球面

眼的远点，是调节静止时与视网膜黄斑部共轭的视轴上的物点，即远点与视网膜黄斑中心凹呈共轭关系。当眼在观看外界各个方位的物体时，是以旋转中心为眼的力学回转中心进行转动，此时与中心凹保持共轭的远点也跟随转动，但其间距离保持不变。故设想以眼的旋转中心为球心，其远点移动轨迹构成一球面，即为远点球面。

近视眼的远点球面在眼前方，物体如果在远点与眼之间，则依靠调节可以清晰成像于视网膜；远视眼的远点球面在眼后方，视物时必须依靠眼的调节才能将视网膜黄斑部的共轭点移至物体所在位置，如图 5-18 所示。

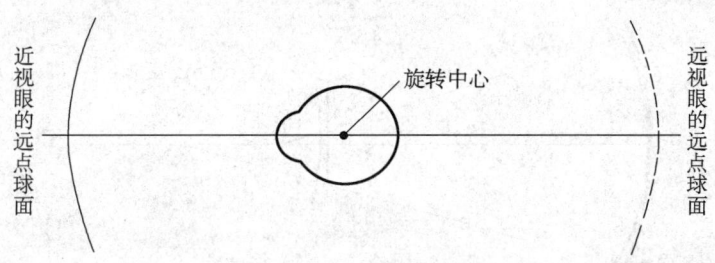

图 5-18　近视眼与远视眼的远点球面

2. 矫正机理学说

（1）改变入眼光线聚散度

改变入眼光线聚散度是传统而直观的眼镜矫正机理。对于近视眼患者，平行光线经过眼本身屈光作用后，在视网膜前方聚焦；若从眼底发出光线，则聚焦在眼前的有限距离处。

应用适度凹透镜矫正近视眼，是使远方物体发出（或反射）的平行光线经凹透镜发散，改变了到达眼的光线聚散度，从而使远方物体恰好在视网膜上聚焦成清晰像。而应用凸透镜矫正远视眼，则是使远处物体发出（或反射）的平行光线经凸透镜会聚后在视网膜上聚焦。

（2）远点球面说

依眼镜光学的观点，眼镜之所以能够矫正屈光不正，是因为矫正透镜的后焦点与眼的远点重合。矫正透镜将远处物体发出（或反射）的平行光线折射，通过眼的旋转中心聚焦成像在远点球面上。而远点球面与视网膜黄斑部共轭，即黄斑中心凹形成远处物体的清晰像，使眼能够看清物体。这被称为远点球面说。

镜片设计的目的是使远处物体所成的像点球面与眼的远点球面相重合,而且无论是平行光束还是斜射光束,都能在远点球面上成像。但由于眼镜存在像差,特别是斜向像散,常使像点不能准确落于远点球面,所以必须调整眼镜片的设计,寻求眼镜片设计的最佳形式,即通过调配眼镜透镜两面的曲度,最大限度地使像点球面与远点球面重合,达到明视,如图 5-19 所示。

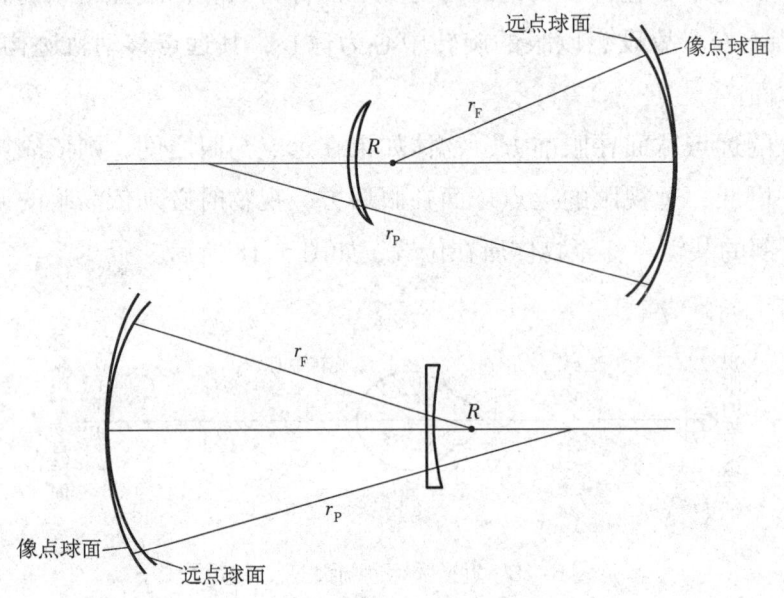

图 5-19　像点球面与远点球面

R—眼的旋转中心　r_F—远点球面的曲率半径　r_P—像点球面的曲率半径

3. 眼镜透镜的焦点和焦线

眼镜透镜的理论是以几何光学基本定律为基础的。平行光线通过柱面透镜后的折射光线形成一平行于该柱轴的焦线。如透镜含有球面和柱面,即为一球柱面透镜,其可视为互相正交的两柱面透镜,故平行光线经折射后产生两条互相垂直的焦线,形成史氏光锥。两条焦线的位置可应用球面透镜共轭焦点关系式分别求得。

（1）柱面透镜（或球柱面透镜）改变光线聚散度矫正规则散光的机理

散光眼的屈光状态犹如球柱面透镜,不同子午线有不同屈光力,而平行光束通过眼屈光系统后分别于不同距离处形成两条互相垂直的焦线即史氏光锥（像散光束）,故戴用适度且轴向适当的柱面透镜（或球柱面透镜）后,平行光线通过该透镜与眼组合的光学系统后,上述前后两条焦线在视网膜上重合成一个焦点,从而使所视远处物体清晰成像。

如果散光眼前戴一适度球面透镜，该透镜与眼组合的光学系统，就恰使史氏光锥前后两焦线间的最小弥散圆落于视网膜上，即为散光矫正时采用的等效球镜度法。

（2）柱面透镜（或球柱面透镜）以远点球面说矫正规则散光的机理

柱面透镜（或球柱面透镜）的两个后焦点与散光眼的两个远点重合。散光眼不论何种类别都有两个共轭远点，而且由于眼的转动产生两个远点球面。当戴用适度且轴向适当的柱面透镜（或球柱面透镜）后，光线经透镜折射通过眼的旋转中心而聚焦于两个远点球面上，如上述远点球面说所分析的一样，散光眼的视力即可获得矫正。不过当眼球转向注视周边物体时，视轴必然通过矫正镜的周边部分，于是必然发生斜向散光，这无疑增加了戴镜后远处物点形成像点于远点球面的难度。故须精密计算镜片的基弧和表面屈光力，即通过镜片形式的设计，消除周边像差，从而使像点球面落于远点球面上，达到较理想的像质。

通过以上对眼镜矫正机理的介绍，可以从不同方面了解眼镜矫正屈光不正的机理，并由此进一步认识到眼镜片的设计和制作与屈光不正的矫正有着密切的联系。

思考题

1. 眼屈光系统是由哪四种屈光介质组成的？试从光学角度分析其结构特点。
2. 何谓简化眼？
3. 光轴、视轴、固定轴、视角如何定义？
4. 眼的像差中，对眼视觉质量影响较大的有哪些？试简单分析。
5. 什么是调节远点、调节近点、调节范围？
6. 什么是显性调节力、隐性调节力、调节幅度？
7. 未矫正的近视眼、远视眼，观察近物所需要的调节力与正视眼有何不同？
8. 什么是集合？集合近点的概念是什么？
9. 度量集合角的单位有哪些？
10. 简述调节、集合与屈光状态的关系。

11. 简述远视眼、近视眼、散光眼、屈光参差的分类。
12. 绘图说明远视眼、近视眼、散光眼的屈光状态。
13. 远点球面说是如何解释眼镜矫正机理的?

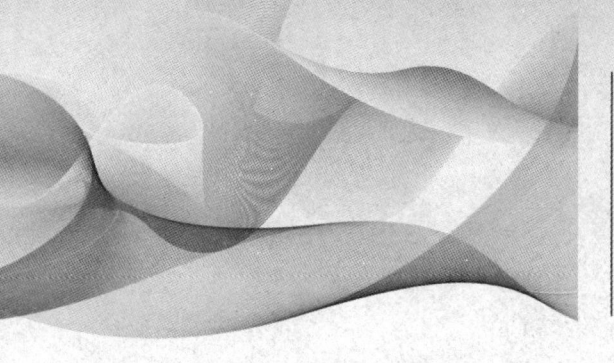

培训模块 六
眼镜商品知识

内容结构图

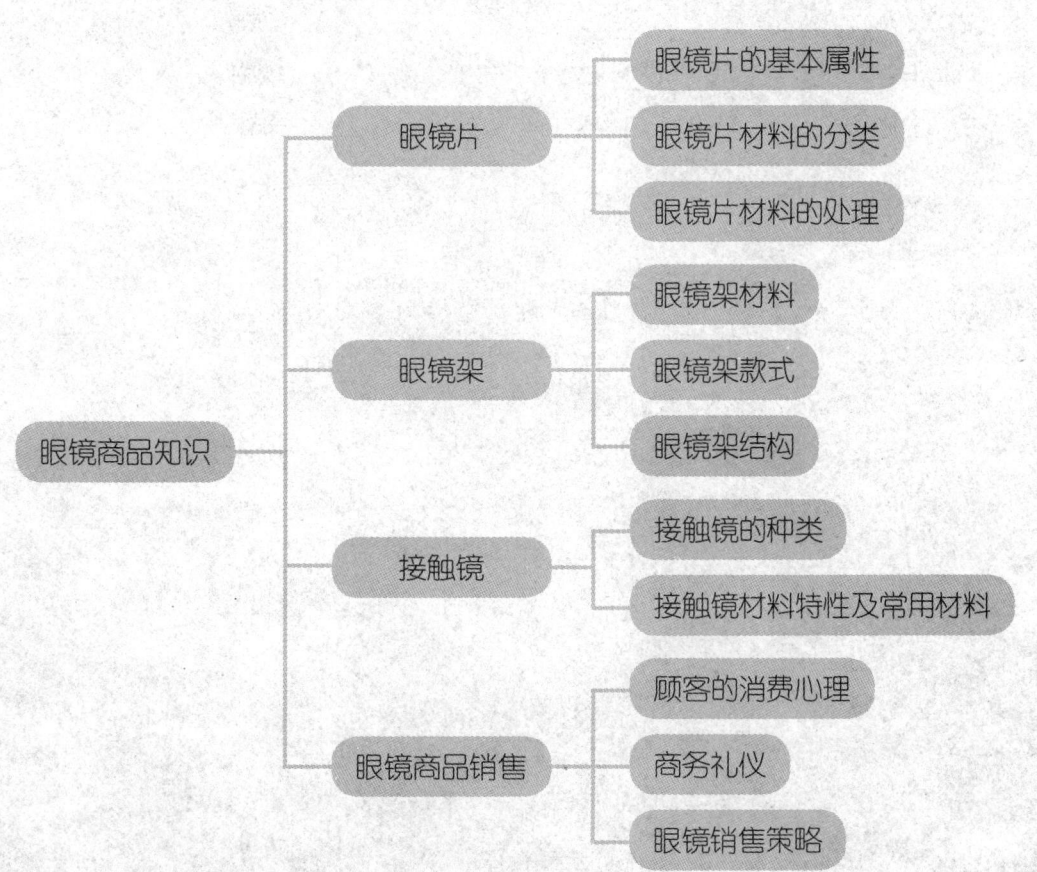

培训项目 1

眼镜片

一、眼镜片的基本属性

1. 眼镜片的光学属性

光学属性是眼镜片的基本属性，与常见到的各种光学现象一样，主要为光线在镜片上的折射、反射、吸收、色散、散射等现象。

（1）镜片的折射率

光线从一种介质（如空气）斜射入另一种介质（如镜片），其传播方向发生改变的现象称为折射。光线在真空中的传播速度与在介质中的传播速度的比值，称为折射率，通常用符号 n 表示。

不同的光学材料有不同的折射率。光学材料的折射率受光波、温度的影响而产生变化。实验室测定折射率的环境有一定的科学根据，在 20 ℃测定的折射率用 n_λ 表示（λ 表示光学材料折射率测定时光谱的波长）。例如，在 20 ℃温度下用 d、F、e 谱线测试，所测量的折射率分别表示为 n_d、n_F、n_e。

我国对光学（眼镜）材料折射率的测定通常是以黄色光（把氦加热产生蒸气发出的光色）在空气中的传播速度与其在该材料中的传播速度之比来实现的，即用氦（587.56 nm）元素色谱测定，记作 n，下标 d 一般省略不写，这也是通常所说的镜片折射率。

折射率是形成镜片屈光度的重要参数。折射率越高，从空气进入该介质的光束偏离得越多；同等曲率的镜片，折射率越高，屈光度越高。眼镜片材料中，冕牌玻璃的折射率为 1.49～1.53；火石玻璃的折射率为 1.60～1.806；光学树脂片的折射率为 1.49～1.7。

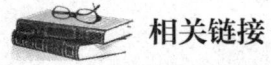 **相关链接**

光折射率与参考波长 e、d 线

由于透明介质中的光速随着波长而变化，所以折射率的值总是参考某一特定波长表示：欧洲和日本的参考波长采用 e 线 546.07 nm（汞—绿光谱线），而美国的参考波长则采用 d 线 587.56 nm（氦—黄光谱线）。二者区别的实际影响仅仅反映在折射率值的第 3 位小数上。

（2）镜片的色散率

各种波长的色光经过同一光学材料折射后，因折射率不同而分散的现象称为色散，也称色像差（或色差）。色散现象会影响镜片的成像品质。当白光（复色光）通过棱镜或其他透镜等光学镜片时，色散的大小与红光（C 线）、黄光（d 线）及蓝光（F 线）对该光学镜片的折射率 n 有关。可以通过计算色散系数 v_d（即阿贝数）来确定该光学镜片的色散大小。计算公式如下：

$$v_d = \frac{n_d - 1}{n_F - n_C}$$

式中　v_d——色散系数；

n_d——黄光（d 线）的折射率；

n_F——蓝光（F 线）的折射率；

n_C——红光（C 线）的折射率。

色散系数是衡量镜片色散大小的指标。镜片材料的色散系数越小，色散越大，成像品质越差；反之，色散系数越大，色散越小，镜片的光学品质越好。色散系数的大小一般与镜片的折射率成反比，尽管在镜片光心的色散因素可被忽略，但在采用高色散材料制造的镜片周边，色散所造成的像边缘呈彩色的现象仍不可避免。

（3）镜片的反射率

入射光线从屈光界面返回前介质的现象，称为反射。反射光强度与入射光强度的比值称为反射率，其数值以百分数表示。

不同材料的表面具有不同的反射率，同一材料对不同波长可以有不同的反射率，这个现象称为选择反射。此外，反射率还与材料的折射率及光的入射角有关。

例如，光线入射玻璃，在空气与玻璃分界面的反射率为：

$$R=\frac{(n-1)^2}{(n+1)^2}\times q$$

式中　R——反射率；

　　　n——介质折射率；

　　　q——入射光百分比。

（4）镜片的光透射比

射出光通量与入射光通量的比称为光透射比，其数值以百分数表示。

光透射比与镜片的反射、吸收、散射等光能损失有关。光透射比越高，透光效果越好，成像越清晰。光学玻璃镜片的光透射比可达72%；光学树脂镜片的光透射比可达92%；若在镜片表面镀上多层减反射膜（增透薄膜），镜片的光透射比可达99%。

（5）镜片的光吸收

光线在介质中的衰减称为光的吸收，其又有以下分类。

1）表面吸收和内部吸收。表面吸收是指透射到介质表面的光辐射，除去反射外，被表面吸收，转变为其他形式的能量。内部吸收是指光能量在介质中沿某一方向传播时，随入射深度逐渐被介质吸收的现象。

镜片的光吸收通常指材料内部的光线吸收，它会减小镜片的光透射比。

2）普遍吸收和选择吸收。若介质对所有光的吸收是均匀的，即吸收与波长无关，吸收后改变所有成分的光强，则称为普遍吸收。若介质只强烈吸收某些波长的光，吸收系数因波长不同而不同，即吸收与波长有关，则称为选择吸收。

多数物质在可见光区的吸收具有波长选择性。选择吸收镜片可用于防护性眼镜。

（6）镜片的散射

光束在介质中前进时，部分光线偏离原方向而分散传播的现象，称为光的散射。光的散射包括悬浮质点的散射和分子散射。悬浮质点的散射是由于介质中存在其他物质的微粒。分子散射是光通过纯净物质时，由于组成该物质的分子密度不均匀而被散射的现象，如高空大气对日光的散射、光在液体表面的散射等。

当镜片表面被污染或有划痕时会产生散射，合格镜片内部的散射比较小。

（7）镜片的光波动

1）镜片的光干涉。两单色光在空间相遇，波与波之间的量子互叠现象称为光的干涉。波的正位相相遇叠加，波的负位相相遇更弱，波的正负位相相遇则抵消。将折射率不同于镜片介质的材料薄膜涂在镜片表面，薄膜两个界面的反射光就会互相干涉，使反射光减弱或消失，或使反射光增强或全反射。形成薄膜干涉是眼镜镀膜的普遍做法。

2) 镜片的光衍射。光线通过细小圆形孔隙，在接收表面形成圆形亮斑，在亮斑的边界形成明暗相间的环形条纹的现象称为衍射。光线通过小圆孔时，受孔缘的作用形成向各方向传播的子波，子波相互干涉，形成衍涉现象。

在视光学里，衍射现象是需要引起重视的，因为衍射会使镜片表面产生异常干扰。眼的瞳孔和角膜弹性纤维的孔隙也会引起衍射现象。

3) 镜片的光偏振。自然光为多径向横波，若将光线中绝大多数横向振动的波阵除去，只让一个固定横向振动的波通过，称为偏振，只向一个横向振动的光线称为偏振光。

设置检偏滤镜的径向，使同一视野中的部分视标进入右眼，部分视标进入左眼，形成双眼分视可以进行视光学检查。

 相关链接

瑞利散射与散射定律

瑞利散射：除光的散射外，粒子（如电子、α粒子等）束前进过程中，与物质发生相互作用而使部分粒子偏离原来前进方向的现象。如线度小于光的波长的微粒对入射光散射的现象。

瑞利散射定律：当散射体的尺寸小于波长 λ 时，散射光强与 λ^{-4} 成正比。

米－德拜散射定律：散射体颗粒度远大于波长时，散射光强对波长的依赖性不强。

2. 眼镜片的物理属性

（1）机械性质

机械性质通常反映固体材料的特性，它规定了材料的质量、体积和尺寸，以及材料对变形和冲击的抵抗能力，如密度、硬度、弹性系数、抗冲击性。

(2)热性质

热性质描述了材料的变化状态以及温度影响下的特性，主要包括热传导系数、比热、线性膨胀系数、熔点、沸点。

(3)电性质

电性质是指材料电磁波和电效应的特性。

3. 眼镜片的化学属性

眼镜片的化学属性反映镜片材料对于化学物质的反应特性，通常是指化学稳定性、耐酸、碱、有机溶剂性能，耐辐射化学作用性能，极端条件下材料的反应特性。

(1)化学稳定性

化学稳定性是指材料受到温度、湿度、酸、碱、盐等影响时，是否产生化学变化（如分解现象）。

(2)耐酸、碱、有机溶剂性能

耐酸、碱、有机溶剂性能是指材料遇到酸、碱、有机溶剂时能否被腐蚀。

(3)耐辐射化学作用性能

耐辐射化学作用性能是指材料是否受辐射作用而产生化学变化，一般指红外线、可见光及紫外线的光化学作用。如树脂镜片经紫外线长期照射后会发黄。

(4)极端条件下材料的反应特性

极端条件下材料的反应特性是指在极端条件下是否有燃烧和爆炸现象。

二、眼镜片材料的分类

1. 玻璃介质材料

眼镜镜片如图 6-1 所示。镜片材料采用透明的介质，主要分为无机材料和有机材料两大类。无机材料一般指光学玻璃介质材料。

玻璃是非常特殊的不定型材料，没有固定的化学结构，因而没有确切的熔点。玻璃在常温下呈固态，坚硬但易碎，在高温下具

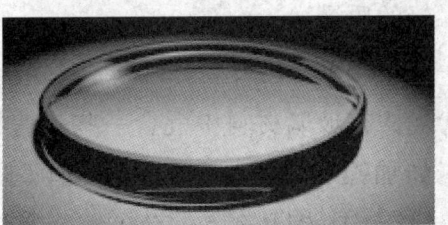

图 6-1 眼镜镜片

有黏性。随着温度的上升，玻璃材料会变软，黏性增加，并逐渐由固体变为液体，这种逐渐变化的特性意味着玻璃在高温时可以被加工。玻璃材料制成的镜片具有良好的光学性能。

（1）普通玻璃材料

1）光学白片。该镜片的组成属于 $Na_2O-CaO-SiO_2$ 系统。其折射率 $n_d=1.523$，色散系数 $v_d=57\sim59.5$，可见光透过率 >91%，化学稳定性和热稳定性较好。若配方中加入部分氧化铈，则可以吸收紫外线。我国生产的 UV 白片就属于吸收紫外线的白片。但若氧化铈加入太多，玻璃会变成浅黄色。在加入氧化铈的同时再加入少量二氧化钛，能吸收 300 nm 以下的紫外线。

2）克罗克斯镜片。该镜片由英国人克罗克斯于 1914 年研制成功，简称为克斯镜片。它是以钠钙硅酸盐或冕玻璃为基础，再加入少量氧化铈和氧化钕等稀土氧化物着色形成的。当含有蓝紫光较多的太阳光或荧光灯照射时，玻璃呈强紫色；用短波较少的白炽灯照射时，玻璃呈绛红色。这种现象称为玻璃的双色效应。克斯镜片能全部吸收 345 nm 以下的紫外线，在 580 nm 处有显著的吸收峰。

3）克罗赛脱镜片。克罗赛脱镜片是在普通光学玻璃配方中加入部分氧化硒，有时还加入少量氧化锰和氧化铈等着色剂而制成的，呈现淡粉红色。该镜片可以很好地吸收 360 nm 以下的紫外线，光透射比可达 90% 以上。

（2）高折射率玻璃材料

高折射率玻璃材料可以制作超薄的眼镜片，一般有淡红色和白色两种，折射率一般在 1.60 以上。高折射率玻璃材料主要是在玻璃中加入新的化学元素，能够在提高材料折射率的同时又保持低色散。如含钛元素的镜片，折射率为 1.7，色散系数为 41；含镧元素的镜片，折射率为 1.8，色散系数为 34；含铌元素的镜片，折射率为 1.9，色散系数为 30。

虽然采用这些材料所制造的镜片越来越薄，但是没有减轻镜片质量。这是因为随着折射率的增加，材料的密度也随之增加，这样就抵消了因为镜片变薄而减轻的质量。

（3）着色玻璃材料

在玻璃材料中混合一些具有特殊吸收性质的金属盐后会表现出着色的效果，如加镍和钴（紫色）、钴和铜（蓝色）、铬（绿色）、铁（蓝色）、镉（黄色）、锰（棕色）、铜和硒（红色）等。这些着色玻璃材料主要应用于大规模生产平光太阳镜片或防护镜片。

一些具有特殊过滤性质的浅色材料（棕色、灰色、绿色或粉红色）也被用于生产屈光矫正镜片，但对这种镜片材料的需求并不多，主要原因是近视或远视镜片的中心厚度与边缘厚度不同，从而使镜片的颜色深浅不一致，屈光度越高，颜色差异就越明显。

（4）光致变色玻璃材料

光致变色玻璃材料是在玻璃材料中加入了氯化银晶体，该晶体能够在紫外线辐射下起化学反应（银原子和氯原子之间的一种电子交换），使镜片的颜色变深。在没有光线的条件下，氯化银呈离子态，因银离子是透明的，所以镜片也是透明的。

对于一般的光致变色玻璃材料，变色的同时也受到温度的影响。在光照度不变时，周围温度高则颜色变淡，周围温度低则颜色变深。这两个过程是可逆的，而且较长时期存在。

光致变色玻璃材料大多是灰色和棕色的，俗称灰变和茶变，其他的颜色也可以通过专门的工艺实现。

2. 天然水晶材料

水晶又名压电石英、光学石英、水玉，是一种透明的晶体矿物质，主要成分是二氧化硅（SiO_2），因混入杂质或包裹体而形成各种变种，如烟水晶、墨晶、紫水晶、黄水晶、蓝石英等。

水晶的主要性能如下：莫氏硬度为7级，比普通玻璃硬；密度为 2.653～2.660 g/cm^3；折射率为 1.553；具有双折射和旋光性，导热性能差，热膨胀系数很小。

天然水晶密度不均匀，有杂质、条纹、气泡、双折射现象，紫外线及红外线的透过率较高，因此，不是镜片材料的最佳选择。

3. 光学树脂介质材料

有机材料一般指光学树脂介质材料，具有密度小、抗冲击、易加工、有良好的光透射比、受热易变形、耐磨性较差等特性，依加热性质分为热固性材料与热塑性材料两大类。

（1）热固性材料

热固性材料具有加热后硬化的性质，受热不会变形，大部分眼镜片采用这种材料。

1）CR-39 材料。CR-39 的主要化学成分为烯丙基二甘醇碳酸酯（ADC），是应用最广泛的普通树脂镜片的材料。CR-39 的化学结构图如图 6-2 所示。

CR-39 材料于 20 世纪 40 年代被美国化学家发现，是美国空军所研制的一系列聚合物中的第 39 号材料，因此被称为 CR-39。它是一种热固性材料，单体呈液态，能够在加热和加入催化剂的条件下聚合固化。

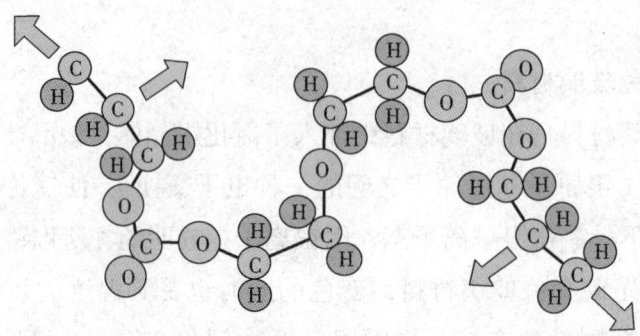

图 6-2 CR-39 的化学结构图

作为光学镜片，CR-39 材料的折射率为 1.498（接近普通玻璃镜片），密度为 1.32 g/cm³，色散系数为 57.8，光透射比为 92%，可以进行染色和镀膜处理，适用于非球面镜片的生产。

2）中高折射率 ADC 材料。大部分的中折射率和高折射率材料都是经改性后的 ADC 热固性材料，其镜片制造工艺与 CR-39 大体相同。与 CR-39 相比，中高折射率 ADC 材料同样可以染色和进行各种镀膜处理，且镜片更轻、更薄，密度与 CR-39 相近，但色散较大（色散系数为 45），抗热性能较差。

3）聚氨酯材料。聚氨酯为大分子链中含有氨酯型重复结构单元的一类聚合物，是由多异氰酸酯与聚醚型或聚酯型多元醇在一定比例下反应的产物，最早在 1937 年由德国公司合成。聚氨酯材料由于其优异的光学性能引起了眼镜行业的极大关注，典型的聚氨酯材料镜片是 Trivex 镜片和 MR 镜片。

4）不饱和聚酯材料。不饱和聚酯材料单体在过氧化二碳酸二异丙酯引发剂的作用下可以形成折射率为 1.56 的光学树脂镜片。不饱和聚酯材料镜片的色散系数较低，为 30~32，且镜片容易发黄，常用蓝色剂进行补色以掩盖其易变黄的缺陷，但这样又会影响其光学性能。

（2）热塑性材料

热塑性材料具有加热后软化的性质，尤其适合热塑和注塑。

1）聚甲基丙烯酸甲酯（PMMA）。PMMA 俗称有机玻璃，是一种热塑性材料。折射率为 1.491，色散系数为 57.6，光透射比在 92% 以上，密度为 1.19 g/cm³，耐老化性能较好，受热易变形，耐磨性、对紫外线吸收性能比较差。

2）聚碳酸酯（PC）。PC 为直线无定型结构的热塑聚合体。该材料抗冲击性强，加厚后俗称防弹玻璃，耐磨，折射率为 1.587，光透射比为 85%~90%，非常轻（密度为 1.20 g/cm³），也比较薄，能阻止 380 nm 以下的紫外线，耐高温，色散系数较低（约为31）。PC镜片对盐溶液、无机稀酸、弱碱具有高度的稳定性，也能耐脂肪烃类、高级醇类和油脂类物质的作用，但对浓碱不稳定，甲醇和多数有机溶剂能使它溶胀。

3）聚苯乙烯（PS）。PS是一种透明的热塑性材料，光透射比为75%~88%，折射率为1.57，色散系数为30.8。其尺寸稳定性好，着色好，易加工，表面有金属光泽，但力学性能差，不耐热（最高使用温度为75 ℃），易碎。PS镜片的化学稳定性受环境温度影响较大，耐腐蚀，但不耐氧化性酸（如硝酸）和氧化剂等，在芳香族化合物、酯类、氯苯、氯仿等有机溶剂中会溶解。

4）苯乙烯–丙烯腈共聚物。该材料是一种改性的聚苯乙烯，光透射比为80%~88%，折射率为1.561，色散系数为35。其能耐石油、矿物油、浓碱、稀酸及盐的水溶液，但不耐酮、芳烃、氯化烃及氧化性浓酸等。

5）苯乙烯–丙烯酸酯共聚物。该材料由70%的苯乙烯和30%的丙烯酸酯共聚而成，化学稳定性、耐水性、耐油性均较好，耐磨性、韧性和抗冲击强度高于PS，透明性比苯乙烯–丙烯腈共聚物更好，是一种良好的光学镜片材料。

三、眼镜片材料的处理

1. 镜片表面加膜处理

光学眼镜片的加膜处理主要有加耐磨损膜、多层减反射膜、顶膜、复合膜。此外，为了某些特殊需要，眼镜片的加膜处理还有加反射膜（光线在膜上大部分反射或有选择地反射）、分光膜（光线在膜层上按比例透射和反射）、滤光膜（允许某种单色光透过或反射）、偏振膜（允许某一方向的光线通过，而阻止另一方向的光线通过）。

对于有机材料镜片而言，常用的表面加膜处理应该是加包括耐磨损膜、多层减反射膜和顶膜的复合膜。通常耐磨损膜镀层最厚，为3~5 μm；多层减反射膜的厚度约为0.3 μm；顶膜镀层最薄，为0.005~0.01 μm。

（1）镜片表面耐磨损膜处理

镜片表面耐磨损膜处理是为了提高镜片表面的耐磨损性能。常用的镜片表面耐磨损膜处理是采用浸泡法（又称提升法），即镜片材料经过多道清洗后，浸在镀膜液中，再以恒定的速度从镀膜液中提升出来，从而在镜片材料表面形成镀膜层。提起后在100 ℃左右的烘箱中聚合4~5 h，镀层厚3~5 μm。镀膜层的厚度与镀膜液的黏度、提升速度和密度有关。几种用于有机材料镜片的耐磨损膜材料如下：

1）用石英材料形成一层非常硬的耐磨损膜。这种工艺由于其热胀系数与基片材料不匹配，很容易造成脱膜和膜层脆裂，因此耐磨损效果不理想。

2）用一种硬度高、变形较小且不易脆裂的材料，镀在有机材料镜片表面，改善有机材料镜片基片的硬度。

3）用硬度介于减反射膜和镜片片基之间、摩擦因数低且不易脆裂的耐磨损材料镀在有机镜片表面。这层耐磨损膜使镜片在受到摩擦时不容易产生划痕，改善了有机材料镜片基片硬度和减反射膜层硬度的差别所引起的耐磨性问题。

4）将既含有有机基质又含有包括硅元素的无机超微粒物的耐磨损材料镀在有机材料镜片表面，使镜片表面既具备韧性，又提高了硬度。

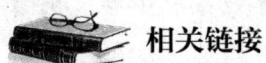 **相关链接**

加硬液

加硬液是一种多组分的高分子溶液，以有机硅为主，固化后形成透明的薄膜，黏附在基片表面，起着增透和增硬的作用，增透的作用大约为1%，而增硬的效果比较明显。例如，CR-39经加硬处理后表面硬度大大提高。

加硬液需注意的问题：

1. 加硬液的折射率应和基片相近，不能相差太大，否则会产生明显的"彩虹"现象。

2. 不同的加硬液配方采用不同的溶剂，保持加硬液的黏度和含固量在控制值范围内。超过规定时，应及时补加溶剂，溶剂必须经过提纯处理。

3. 加硬液应在低温下保存、运输，使用温度一般为18～20℃。加硬液使用寿命为40天，不同品牌的加硬液有不同的保存期和使用期。

4. 加入蓝色的调色剂，可以克服加硬液本身具有微黄色和固化后的泛黄问题。

5. 当加硬液中出现胶冻状的不溶物，即发生所谓的"凝胶化"现象时，不能使用。

（2）镜片表面多层减反射膜处理

镜片表面多层减反射膜处理主要是为了使镜片反射光减弱，透射光增强。为了达到这个目的，必须控制光程条件和振幅条件。

光程条件：必须使所镀膜层的厚度为 1/4 光波长（λ/4）或是 1/4 光波长的任意奇数倍。振幅条件：必须使镀膜材料的折射率 $n_2=\sqrt{n_1}$（n_1 是镜片材料的折射率）。这样就能使两束反射光的光程差（即两束光相邻波对应点间的距离）为半波长（λ/2）。利用光的干涉原理，使反射光互相干扰，从而抵消了反射光，达到减反射的效果。

如图 6-3a 所示是两束振幅相同的光，波峰与波峰重合而互相加强，在屏幕上有加强的光影。如图 6-3b 所示是两束振幅相同的光，波峰与波谷重合而互相抵消，屏幕上的光影消失。

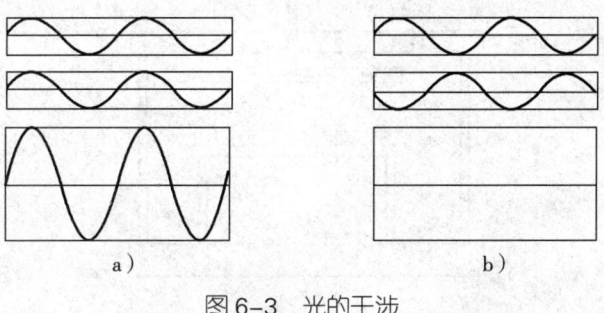

图 6-3 光的干涉
a）波峰与波峰重合 b）波峰与波谷重合

单层镀膜时镀膜材料折射率 n_2 的计算：如普通玻璃镜片的折射率 n_1 为 1.523，镀膜材料的折射率 $n_2=\sqrt{n_1}$，即 $n_2=\sqrt{1.523}\approx1.234$，即应该采用折射率为 1.234 的材料作为镀膜材料。但是，由于没有找到折射率合适的材料，因此采用折射率为 1.38 的氟化镁。由此可知，减反射膜材料应是一种比基材折射率低的材料。

用于玻璃镜片的镀膜材料通常采用氟化镁，在高于 200 ℃ 的真空环境下，利用离子束轰击的真空镀膜技术，使得膜层与镜片结合；用于有机材料镜片的镀膜材料通常采用氧化钛、氧化锆等高纯度金属氧化物材料，通过真空蒸发工艺镀于镜片的表面，达到良好的减反射效果。

常用的物理镀膜处理方法有阴极溅射法，其他还有真空蒸发沉积法、磁控阴极溅射法、离子镀法。

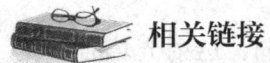 **相关链接**

阴极溅射法

阴极溅射法镀膜处理,是在充有惰性气体的真空气氛中,通过高压电场使惰性气体电离,产生正离子流,轰击作为阴极的镀膜材料,被溅射出的镀膜材料的原子或分子沉积在眼镜片表面上形成薄膜。实质上阴极溅射法属于真空蒸发沉积法类型,只是镀膜材料不是受热蒸发,而是被正离子轰击后溅射,然后沉积。阴极溅射法结构示意图如图6-4所示。

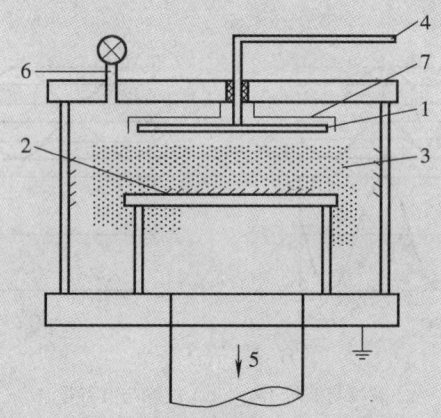

图6-4 阴极溅射法结构示意图
1—溅射材料源 2—眼镜片 3—辉光放电产生的离子源 4—高压电源
5—连接真空系统 6—惰性气体进气阀 7—接地屏蔽罩

溅射效率一般随撞击阴极的离子的原子质量增加而提高,也随离子的能量增加而提高,并与镀膜材料本身的性质有关。

阴极溅射法,从发现辉光放电管中的溅射效应,发展到二极管、三极管、四极管溅射镀膜,以及磁控阴极溅射法镀膜,生产效率显著提高,应用更为广泛。

(3)镜片表面顶膜处理

镜片表面顶膜处理是为了提高镜片表面的抗污染性能。顶膜的材料以氟化物为主,有两种加工方法,一种是浸泡法,另一种是真空镀膜法,而最常见的方法是真空镀膜法。当减反射膜层完成后,可使用真空镀膜法将氟化物镀于减反射膜上。

顶膜可将多孔的减反射膜层覆盖起来，并且能够使水和油与镜片的接触面积减少，使油和水滴不易黏附于镜片表面，因此也称为防水膜。这层膜必须非常薄，以使其不会改变减反射膜的光学性能。

（4）镜片表面复合膜处理

镜片表面复合膜处理是为了综合前三项镜片表面处理，提高镜片的性能。

在镜片的基片上首先镀上具有有机硅的耐磨损膜；然后用离子轰击进行镀减反射膜前的预清洗；清洗后采用高硬度的二氧化锆（ZrO_2）等材料进行多层减反射膜层的真空镀制；最后再镀上具有110°接触角的顶膜，完成复合膜处理过程。多层复合膜的结构示意图如图6-5所示。

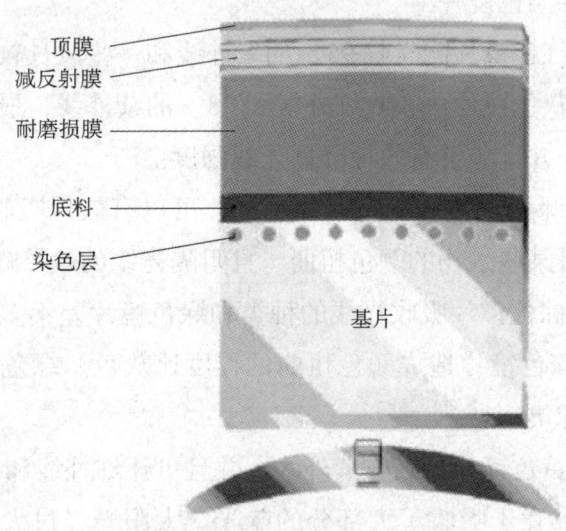

图6-5　多层复合膜的结构示意图

（5）镜片表面功能性加膜处理

光学眼镜片的加膜处理除了常用的实用性加膜（耐磨损膜、减反射膜、顶膜）处理外，根据时代特点和特殊需求，在镜片表面还有一些功能性加膜处理，如偏振膜、抗辐射膜、防雾膜、防蓝光膜等。

2. 镜片表面染色处理

镜片表面染色处理是把镜片浸泡在含有机色素的热水中对其表面进行染色。

（1）镜片染色工艺

在镜片染色之前必须用酒精等溶剂或超声波清洗掉镜片表面的污物、油脂等，然后把镜片放入含有色粉和染色助剂的染色液中。

由于CR-39树脂镜片具有较好的耐热性，并对疏水性的颜料有很好的亲和力，因此可获得很高的染色牢度。染色时间则根据镜片所需的色彩浓度而定。

镜片染色的优点：可以使中心和边缘厚度不同的镜片颜色达到一致，解决了屈光不正者佩戴染色眼镜的问题。此外，还可以把镜片染成各种颜色，对眼镜起到很好的装饰作用。

（2）调色染色和梯度染色

1）调色染色。色粉的基本颜色有黑、绿、蓝、红、黄、灰等。将基本颜色分别组合可以调出各种颜色。

2）梯度染色。调整、控制镜片在染色液里的上下运动时间，从而达到镜片梯度染色的目的。

（3）常见的五种染色镜片

1）红色镜片。红色镜片能吸收 95% 的紫外线和一些波长较短的可见光。

2）灰色镜片。灰色镜片可吸收红外线和 98% 的紫外线，最大的好处是不会改变景物原来的颜色，并且非常有效地降低光线强度。

3）绿色镜片。绿色镜片和灰色镜片一样，可以有效地吸收红外线和紫外线。但是绿色镜片会使得某些景物的颜色扭曲，且阻隔光线的效果略逊于灰色镜片。

4）棕色镜片。棕色镜片吸收光线的种类和绿色镜片差不多，但能比绿色镜片吸收更多的蓝光。棕色镜片造成颜色扭曲的程度比灰色、绿色镜片大，但能略减蓝光的光晕，使影像更清晰。

5）黄色镜片。黄色镜片可吸收紫外线，并且可让红外线和 83% 的可见光穿透镜片，其最大的特点在于吸收了大部分的蓝光。太阳光经过大气层时，主要是以蓝光表现，黄色镜片吸收了蓝光以后，可以使自然界的景物更清楚。因此，黄色镜片常用来当作滤光镜。

3. 光致变色镜片

光致变色镜片分为光致变色玻璃镜片和光致变色树脂镜片，原理各不相同。

光致变色玻璃镜片是在玻璃材料中加入了卤化银晶体。在紫外线辐射下，银原子和氯原子之间进行电子交换，使镜片的颜色变深；在没有光线的条件下，镜片变透明。这个过程是可逆的。

光致变色树脂镜片是在树脂材料中加入了感光的混合物或在基材的表面镀上一层感光的混合物，这些感光的混合物在紫外线辐射下，使感光物质的结构发生变化，改变了材料的吸收能力，而获得光致变色效果。

几种不同类型的光致变色镜片如下：

(1)灰色变色镜片

这种镜片是在一般玻璃成分中加入氯化银、氧化亚铜等成分熔制而成的。其中,氧化亚铜是增感剂,可以使玻璃的变色速度增加数百倍以上。

该镜片的可见光透射比达75%以上,可吸收300~330 nm的紫外线。这种镜片特别适合青光眼、角膜炎患者和见光流泪者佩戴。

(2)橙黄色、浅黄色变色镜片

这种镜片由氧化硅、氧化硼、氧化锂、氧化钾、氧化锆、氯化银、氧化铝等熔制而成,经过热处理后就形成了由浅黄到橙黄的变色镜片。银离子能吸收450 nm以下的紫外线,铝离子在可见光谱区也能参与光线的吸收,所以加入铝后,可降低可见光的透过率。这种镜片适合于长时间在室外工作者佩戴。

(3)防视网膜退化变色镜片

这是一种适合白内障摘除者和视网膜炎患者佩戴的变色镜片,可完全阻挡440 nm以下的有害射线。

该镜片未受紫外线照射时,可见光透过率约为25%;受紫外线照射变色后,可见光透过率减小到10%。

(4)茶色变色镜片

茶色变色镜片的化学组成为氧化硅、氧化铝、氧化硼、卤化银等,并加入了钴、镍、锰等着色剂。该镜片的原始透射比为85%左右,变色后透射比为30%左右。

茶色变色镜片有无底色透明变茶色、有底色浅茶色变深茶色、茶色变灰色等系列。

另外,有一种茶色变色镜片是在基础玻璃中添加了少量钯合金制成的,还有一种茶色变色镜片是加入氧化锡制成的,性能都很好,变色速度和褪色速度都很快。

(5)蓝色变色镜片

蓝色变色镜片主要由二氧化硅、氢氧化铝、硼酸、二氧化锆、硝酸银和添加剂(氧化钴、氧化铈、氧化镍等)熔制而成。

这种镜片的底色为纯正蓝色,在紫外线照射后变为深蓝色。镜片褪色速度快,能吸收380~400 nm的紫外线。佩戴这种蓝色变色镜片容易消除眼睛的疲劳。

(6)梯度变色镜片

当被紫外线或短波可见光照射后,梯度变色镜片从上到下呈现出由深到浅的变色，光线透过率呈梯度形分布。梯度变色的原理是将镜片放在梯度温度炉内进行热处理，使镜片内的卤化银晶粒形成梯度形分布，所以变色后就是梯度色。这种镜片是由蓝色变成灰色，对 380～420 nm 的紫外线有强烈的吸收作用。

（7）液晶变色镜片

液晶是一种有机化合物，又称液态晶体，在电场和温度变化的作用下，能产生某些特殊的电光和热效应。该镜片的变色速度很快，一般变色镜片达到饱和变色状态需要几分钟，而液晶变色镜片仅需要千分之几秒。其颜色能迅速适应外界强光的变化，特别适合气焊工、电焊工、汽车驾驶员以及怕强光的人员佩戴。

培训项目 2

眼镜架

一、眼镜架材料

制造眼镜架的材料应具备如下性能：强度，经得起一定外力的冲击，受拉伸弯曲不会断裂；弹性，在一定外力的作用下发生变形，外力消除后能恢复到原来的形状；质量，应尽可能轻；耐磨性，经得起一定外力的摩擦；化学稳定性，不会被汗水、大气等侵蚀，不会失光和褪色；抗老化性，耐一定温度，经得起太阳光照射，不会快速老化；可加工性，应可压制、拉伸、弯曲、焊接、切割、研磨、抛光等。

眼镜架材料一般可分为金属材料、非金属材料。

1. 金属材料

用于眼镜架的金属材料有铜合金、镍合金和贵金属三大类，要求具有一定的硬度、柔软性、弹性、耐磨性、耐腐蚀性，密度低，有光泽，色泽好。因此，制作眼镜架的金属材料表面大多数经过加工处理。

（1）黄铜（铜锌合金）

黄铜含铜63%～65%、锌35%～37%，呈黄色。其优点是便于切削加工，缺点是易变色，常用于制作低档眼镜架和鼻托芯子等。

（2）铜镍锌锡合金

铜镍锌锡合金含铜62%、镍23%、锌13%、锡2%，具有良好的弹性，经电镀处理后常用于制作眼镜架的鼻梁和镜腿等。

（3）青铜（铜锡合金）

青铜含有少量的锌、磷及一定量的锡元素。其缺点是加工困难，对酸类抗腐蚀性较差，但具有良好的弹性、耐磨性，在大气、海水、蒸汽中的抗腐蚀性优于铜和黄铜，故常用来制作眼镜架的弹簧和镜圈。

（4）蒙乃尔合金

蒙乃尔合金属于镍铜合金，密度为 8.9 g/cm³，含镍 65%、铜 34%，还含有少量的铁和锰等。其特点是不含铬，含镍量较高，具有很好的强度、弹性、耐腐蚀性，焊接牢固，常用来制作中档眼镜架。

（5）高镍合金

高镍合金含镍 80%、铬 12.5%、银 5%、铜 1% 及其他元素，密度为 8.67 g/cm³。与蒙乃尔合金相比，有更好的弹性和耐腐蚀性。一些进口眼镜架及国产高档眼镜架多用这种材料。

（6）不锈钢

不锈钢是镍铬合金的一种，密度为 8.0 g/cm³。

不锈钢具有良好的弹性，耐硝酸及一般有机酸的侵蚀，但不耐盐酸的侵蚀，故加入镍的成分，以达到强化的作用。不锈钢多用于制作镜腿，含铅 1%～1.5% 的不锈钢材料多用于制作螺钉或包金架的基体材料。

不锈钢的缺点是强度不大，焊接加工较困难。

（7）钛

钛金和钛合金眼镜架的特点：密度小、熔点高、强度高、韧性好、弹性强、耐侵蚀、耐撞击、耐热、热扩张变形率低、耐低温、加工难度大。钛金和钛合金有以下几个类型：

1）纯钛。纯钛是一种银白色的金属，密度为 4.5 g/cm³，密度小是其最大的特点，具有很高的强度，以及良好的耐腐蚀性和可塑性。但在材料的冲压、切割等加工处理及表面上色过程中，所需要的技术难度比制作一般眼镜框要高。

2）钛合金。钛合金是在纯钛中加入其他金属元素的合金，如钛铝、钛钒、钛锆、钛铂等，通常钛占 70%，其他元素占 30%。钛合金有着纯钛的性能特点，性能指标与合金成分及占比有关。钛合金中钛的含量比纯钛少，抗腐蚀性相对下降，但其他性能如弹性、加工性能等有所提高。

3）记忆钛金。记忆钛金又称记忆金属，是钛及镍混合后经高温处理而成的合金，两者所占比例分别为 55% 和 45%，比一般的钛合金轻（约轻 25%），耐腐蚀性强。

（8）金及其合金

纯金呈金黄色，密度为 19.3 g/cm³，是较重的金属之一，在大气中不会被腐蚀。金比银柔软，有很好的延展性，一般不用纯金制作眼镜架，而采用金与银、铜等的合金。金的纯度一般用"K"来表示。

24K 是 100% 的纯金，眼镜架材料多采用 18K、14K 和 12K 的合金。如 18K 金的纯度为（18/24）×100%=75%。

（9）铂及铂金族

纯铂和金、银一样柔软，一般与铂金族其他元素组成合金来使用，如钯、铱、锇、铑和钌等。

眼镜架常采用铂铱合金，其密度较大。铑和钯多用于金属眼镜架的电镀材料。

（10）包金

包金是在基体金属外包一层 K 金，厚 10～50 μm，使材料不但具有金的性质，而且造价较低，多用于高档眼镜架。包金眼镜架的基体材料一般使用白铜、黄铜、镍合金等，常用的包金纯度有 18K、14K、12K 和 10K 等。

（11）铝合金

纯铝比较软，呈银白色，一般多采用铝合金。铝合金架和钛合金架一样轻，价格大大低于钛合金架，抗腐蚀性好，有一定硬度，有良好的冷成形特性，表面可处理成薄而硬的氧化层，可染成各种颜色。

（12）钌

钌是一种非常稀少并且很难从铂矿中提炼出的稀有金属。镜架镀钌后，具有优良的化学稳定性和抗腐蚀能力。

（13）钯

钯属稀有金属，呈银白色，多用于镀色。

（14）铑

铑是一种珍贵的金属，呈白色，具有特殊的强度。铑的硬度随着厚度层的增加而增加。为了得到所需要的抗腐蚀性，涂层厚度至少为 0.25 nm，但不宜超过 0.5 nm，以保持足够的柔软性。这是因为应力会随着涂层厚度的增加而增加，并会引起突然的断裂。

铑不会被一般的酸所腐蚀，含有铑合金的眼镜架有非常好的抗腐蚀性。同时，铑也能阻止镍的扩散和渗透，避免了人们因接触镍而产生过敏。铑的电镀非常适合于高品质的眼镜架，一般将眼镜架镀成银白色，性能稳定。

2. 非金属材料

一般用来制造眼镜架的非金属材料为塑料（合成树脂）。合成树脂分为热塑性和热固性两大类。

热塑性塑料经加热成形后，可以再加热恢复原来的可塑性，用来制造眼镜架的材料属于这种塑料，如硝酸纤维素、醋酸纤维素、乙烯树脂、环氧树脂、丙烯酸甲酯等；热固性塑料经加热后，一旦成形，就不能再恢复到可塑状态。

（1）硝酸纤维素

以硝酸纤维素作为主要材料，添加樟脑、软化剂等即可制成赛璐珞。硝酸纤维素属热塑性塑料，可塑性好，外观漂亮，着色性好，硬度较大，常温下弹性较大，密度为 $1.32 \sim 1.35$ g/cm³，易受酸性物质侵蚀，溶于丙酮，易老化，易燃烧产生爆炸，目前已很少用来制作眼镜架。

（2）醋酸纤维素

醋酸纤维素塑料，属热塑性塑料，主要由醋酸纤维素、增塑剂、润滑剂、着色剂、稳定剂等合制而成，可制成注塑架和板材架。

注塑架制造简单，生产效率高，成本低，但机械强度、耐用性能较差，一般用来制造低档眼镜架；板材架强度好，耐用，一般用来制造高档眼镜架。

醋酸纤维素是塑料眼镜架的主要原材料之一，其特点有：不易燃烧，不易变色和老化，使用寿命长，密度为 $1.28 \sim 1.32$ g/cm³。

（3）乙酸丙酸纤维素

乙酸丙酸纤维素由纤维素与酯化剂混合而成。

乙酸丙酸纤维素中加入 35% 的增塑剂（邻苯二甲酸二丁酯）以及稳定剂、紫外线吸收剂、着色剂等可制成各种不同用途的乙酸丙酸纤维素塑料。

乙酸丙酸纤维素塑料韧性好，尺寸稳定性好，模塑性好，耐久性好，耐冲击，不易变色，拉伸强度大，易加工成形，自身柔软性好，对油和脂类稳定，但不耐无机酸、碱、酮、烃和氯代烃。

（4）环氧树脂

环氧树脂是由环氧树脂加适当固化剂形成的一种材料，它既有热固性材料的尺寸稳定性，又有热塑性材料的优良加工成形性。这种材料具有以下特点：

1）作为主要原料的环氧树脂和固化剂，在高温真空条件下制造。

2）比醋酸纤维素塑料轻 30%，强度大，硬度高，不易碎，弹性好，可以制成细而轻的眼镜架，既省料又经久耐用。

3）耐热性强，可达 200 ℃。与赛璐珞和醋酸纤维素塑料相比，不易熔化和燃烧。

4）因为塑性好，韧性大，加工成形时可不加增塑剂，所以在加工和使用过程中无溶剂的渗析现象。

5）易染色，可以采用浸渍法染成所需要的颜色。

6）表面可以涂镀一层聚氧基甲酸酯，使表层硬度加大，更加耐用。

7）具有特殊的记忆功能。将其加热到80~100℃，施加外力可产生弹性变形。若保持此外力让其冷却，冷却后即可保持变形后的形状，但经加热后又有极好的复原性。一些高档及名牌塑料眼镜架多采用这种具有记忆功能的材料。

（5）聚酰胺

聚酰胺又叫尼龙，属于热塑性材料，白色不透明。这种材料强度高，韧性大，耐磨性好，易染色，无毒，使用温度范围大（-10~100℃），耐冲击，具有自身润滑性，易于加工成形。

另外，这种材料耐溶剂性能好，可耐烃类等有机溶剂，能耐弱碱，但不耐酸和氧化剂；吸水率较高，尺寸稳定性较差，可通过增强、填充等方法进行改善。

（6）纤维增强塑料

在塑料中加入纤维增强材料、纤维束或织物浸渍树脂制成的复合材料称为纤维增强塑料。制造纤维增强塑料的基料可采用聚乙烯、聚丙烯、尼龙、对苯二甲酸乙二醇酯等热塑性树脂，也可采用不饱和聚酯、环氧树脂、聚酰亚胺等热固性树脂。

（7）碳化硅纤维及其复合材料

碳化硅纤维是多晶结构，其表面结构非常光滑。碳化硅纤维主要用作耐热材料和增强材料。在实际应用中，大部分是采用碳化硅纤维的复合材料，如碳化硅环氧树脂复合材料。

（8）金属基复合材料

金属纤维可增大基体的高温性能、比强度、比刚度和尺寸稳定性。与树脂基复合材料相比，金属基复合材料的特性有：使用温度可达350~1 200 ℃（如碳纤维、陶瓷纤维等），一般树脂基复合材料仅在350 ℃以下使用；密度小，有良好的导电导热性、抗辐射性、阻燃性、耐磨性、耐腐蚀性、耐老化及不吸湿性能。不足之处是工艺复杂、造价高。

金属基复合材料所用金属基体有铝、镁、铜、锌等，它们大部分都可作为制造眼镜的材料。

（9）TR-90

TR-90是一种具有记忆性的高分子材料，抗变形指数为620 kg/cm^2，不易变形，具有超韧性、耐撞耐磨、摩擦因数低等特点，能有效防止在运动中因镜架断裂、摩擦对眼睛及脸部造成的伤害。因具有特异的分子结构，使得抗化学性、耐溶剂性、耐候性好。在高温环境下不易变形，短时间内可耐350 ℃高温，不易熔化和燃烧。TR-90镜架的密度为 1.14~1.15 g/cm^3，比其他塑料眼镜架轻，可减小鼻梁、耳朵的负担，适合青少年使用。

（10）聚醚酰亚胺

聚醚酰亚胺的密度为 1.28~1.42 g/cm^3，具有很强的高温稳定性，良好的韧性和强度，优良的阻燃性能、力学性能、电绝缘性能、耐辐射性能及耐磨性能。

二、眼镜架款式

1. 金属架

金属架的镜身主要部分由金属材料制成。

2. 塑料架

塑料架的镜身主要部分由塑料（或类似性质的材料）制成。

3. 混合架

混合架的镜身主要部分由塑料和金属材料制成。

4. 半框架

半框架固定镜片的框缘由金属和一根很细的尼龙丝组成。镜片下部必须开槽，尼龙丝的部分嵌入镜片的凹槽内，形成下部无框缘的外形。

5. 无框架

这类镜架没有镜圈，只有金属鼻梁和金属镜腿。镜片与鼻梁和镜腿直接由螺钉紧固连接，一般要在镜片上钻孔。

6. 全框架

全框架是现在最常用的镜架类型，特点是牢固、易于定型，可遮掩一部分的镜片厚度。

7. 组合架和折叠架

组合架前框处有两组镜片，其中一组可移动；折叠架可以折成四折或六折，多为阅读镜。

三、眼镜架结构

1. 眼镜架各部位名称

一副眼镜架通常由镜圈、鼻梁、鼻托、桩头、镜腿等主要部分构成，如图 6-6 所示。

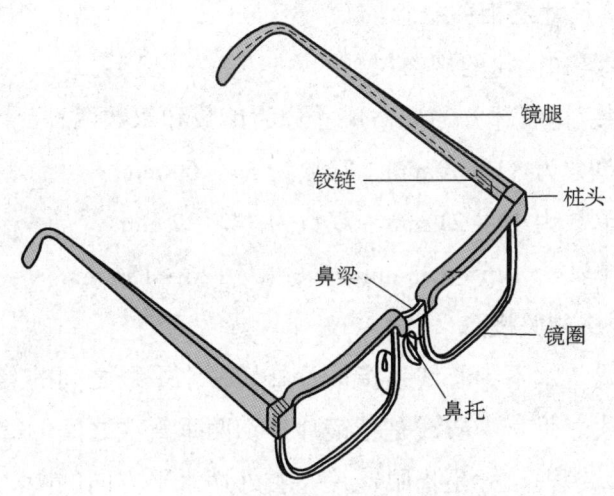

图 6-6　眼镜架各部位名称

（1）镜圈（镜框）

镜圈是镜片的装配位置，借沟槽或钻孔来固定镜片，它决定了镜片的切割和眼镜的外形。

（2）鼻梁

鼻梁用于连接左右镜圈或直接与镜片固定连接。鼻梁有直接置于鼻子上的，也有通过托叶支承于鼻子上的。

（3）鼻托

鼻托包括托叶梗、托叶箱和托叶。托叶与鼻子直接接触，起着支承和稳定镜架的作用。某些塑料架可以没有托叶梗和托叶箱，托叶和镜圈直接相连。

（4）桩头

桩头位于镜圈和镜腿的连接处，一般是弯形。

（5）镜腿

镜腿与桩头相连，戴镜时架在耳朵上起固定镜圈的作用，通过铰链可以折叠。

（6）铰链

铰链是连接桩头和镜腿的关节。

（7）锁接管

锁接管是金属全框眼镜架特有的结构，位于镜圈开口处，由上下对接的两块件及一连接螺丝构成。松开螺丝，则上下两块件分离，可将镜片装入镜圈或拆卸下来；旋紧螺丝，则上下两块件紧密对接，从而固定镜圈及镜片。

除了上述部件外，还有腿套、托叶螺丝、铰链螺丝、包角、架眉等。

2. 眼镜架规格尺寸及相关概念

（1）镜框、鼻梁和镜腿的规格尺寸

镜框、鼻梁和镜腿三部分的规格尺寸分为单数和双数两种：

1）镜框尺寸单数为 33~59 mm，双数为 34~60 mm。

2）鼻梁尺寸单数为 13~21 mm，双数为 14~22 mm。

3）镜腿尺寸单数为 125~155 mm，双数为 126~156 mm。

（2）眼镜架规格相关概念

1）水平中心线。水平中心线是指镜片外切两水平线之间的等分线。

2）垂直中心线。垂直中心线是指镜片外切两垂直线之间的等分线。

3）镜框尺寸。镜框尺寸是指眼镜片左右外切水平方向的距离。

4）镜框高度。镜框高度是指眼镜片上下外切垂直方向的距离。

5）鼻梁尺寸。鼻梁尺寸是指左右两眼镜片边缘之间水平最短的距离。

6）镜腿长度。镜腿长度是指镜腿铰链孔中心至伸展镜腿末端的距离。

7）镜框几何中心点。镜框几何中心点实际是镜框水平中心线与垂直中心线的交点。

8）镜架几何中心间距。镜架几何中心间距是指两镜框几何中心点间的距离。

3. 眼镜架规格尺寸的表示方法

（1）方框法

方框法是指在镜架内槽（也可用镜片倒棱后的外形）的水平方向和垂直方向的最外缘处分别作水平和垂直方向的切线，由水平和垂直切线围成方框来度量眼镜架各部分尺寸的方法。

眼镜架的规格尺寸通常表示在镜腿的内侧。标有"□"记号时表示采用方框法。如 56 □ 14-140 表示采用方框法，镜框尺寸为 56 mm，鼻梁尺寸为 14 mm，镜腿长度为 140 mm。我国大部分眼镜架采用方框法来表示。

（2）基准线法

基准线法是在眼镜架的结构中，人为地作出一条基准线，以此为参照，用来定义和度量眼镜架各部分尺寸的方法。具体方法为：分别通过左右两镜框内缘最高点与最低点作两条相互平行的切线，再作其平分线，这条平分线即为基准线。所有垂直方向的测量都起自基准线。

进口眼镜架或一些高档眼镜架多采用基准线法来表示，其规格尺寸也标记在镜腿的内侧。通常，眼镜架的一个镜腿上标明眼镜架的各项尺寸、型号和颜色，而另一个镜腿上则注明产地、生产商名和镜架材料。标有"–"记号时表示采用基准线法，如 56–16–135 表示镜框尺寸为 56 mm，鼻梁尺寸为 16 mm，镜腿长度为 135 mm。

根据上述各种度量的定义，眼镜架用基准线法和方框法得出的测量结果有所不同。方框法测出的镜框往往更大，鼻梁则稍短，除非眼镜架形状完全对称。

培训项目 3 接触镜

一、接触镜的种类

接触镜薄而透明，直接戴在角膜表面的泪液层上，不易被发现，所以又称为隐形眼镜。接触镜与框架眼镜相比，以其隐秘、不改变脸部原有面貌、方便、视觉效果良好等突出优点而广受欢迎，市场占有率逐年提高。

随着接触镜的材料、设计方法、加工工艺等方面的不断创新发展，接触镜的种类越来越多。在接触镜的佩戴咨询中，可根据以下几种特征进行分类。

1. 按材料质地分类

（1）硬性接触镜

硬性接触镜也称硬镜，由聚甲基丙烯酸甲酯（俗称有机玻璃）为主要材料制成。镜片材料的硬度大，表面湿润性好，吸水率小，光学性能佳，可矫正角膜散光，镜片使用寿命长。主要缺点是镜片的透氧性差，佩戴舒适性差，适应期长。

（2）软性接触镜

软性接触镜也称软镜，主要材料为聚甲基丙烯酸羟乙酯，又称水凝胶。镜片材料的弹性模量与镜片含水量的高低有关，镜片质地柔软，佩戴舒适性好，适应期短，透氧性好，光学性能佳。主要缺点是易吸附沉淀物，镜片使用寿命短。

（3）透气硬性接触镜

透气硬性接触镜也称透气硬镜，是将硅、氟等成分加入聚甲基丙烯酸甲酯中，形成硅胶丙烯酸酯。镜片材料的硬度较大，矫正视力效果好，镜片使用寿命较长，透氧性极好，并发症少。主要缺点是佩戴舒适性较差，适应期较长。

2. 按功能分类

（1）视力矫正性接触镜

视力矫正性接触镜用于屈光不正、屈光参差、老视、无晶体眼、圆锥角膜等视觉不良患者的光学矫正。

（2）治疗性接触镜

软性接触镜具有亲水性能，能够吸附药液，故可利用这种物理特性作为给药途径。镜片充分吸药后缓释给药，从而维持眼药水的浓度和药效时间。

将镜片覆盖在角膜表面，能在手术后起绷带作用，促进角膜组织修复；还可避免因睑睫毛异常而引起的对角膜的伤害。

色盲治疗镜片可供色盲患者改善辨色能力使用。

（3）美容性接触镜

美容性接触镜是在镜片的瞳孔区外加入一定的色素，当其覆盖在角膜上时可遮盖角膜非光学区表面的白翳，并能改变虹膜外观，起到美容、化妆作用。

3. 按对视力矫正方式分类

接触镜对视力矫正的作用主要是通过镜片两表面的曲率及泪液透镜的形成而实现的。

（1）球面、柱面（即散光）、多焦点软镜

此类软镜的光学矫正作用，主要是通过设计镜片前、后表面光学区曲率，形成一定的镜片屈光力，改变进入眼光线的聚散度来矫正视力。由于镜片质地柔软，内表面趋同于角膜，因此其泪液透镜的作用很小。

（2）硬镜、透气硬镜

此类硬镜的光学矫正作用，同样需要通过设计镜片前、后表面光学区曲率，形成一定的镜片屈光力。由于镜片弹性模量较大、质地较硬，故镜片与角膜间形成的泪液透镜作用较大。可通过控制两方面因素，改变进入眼光线的聚散度来矫正视力。

（3）角膜塑形接触镜

角膜塑形接触镜又称OK镜，以夜戴昼摘的戴镜方式，通过镜片前、后表面光学区曲率半径的变化，尤其是利用内表面的特殊设计，强制改变角膜光学区的原有曲率，使摘镜后的角膜仍有一定时间的塑形保留，从而改变进入眼光线的聚散度来矫正视力。由于摘镜后角膜弹性恢复，强制改变角膜光学区曲率的效果较难持久。

4. 按佩戴方式分类

（1）日戴型接触镜

一般要求佩戴者在不睡眠状态下佩戴镜片，睡觉前将镜片摘下。每天佩戴时间不超过 18 h。

（2）弹性佩戴型接触镜

大多数情况下为日戴方式，偶尔可允许佩戴者在睡眠状态下佩戴镜片过夜，但每周不宜超过 2 次。

（3）长戴型接触镜

新型硅水凝胶材料的研制成功，解决了镜片的透氧和抗污染性能，可允许佩戴者在睡眠状态下佩戴镜片，可连续戴镜数日、数周，甚至数月。

5. 按镜片更换周期分类

接触镜自镜片启用至抛弃的时限称为镜片的更换周期。按更换周期的长短可分为：

（1）传统型接触镜

镜片能保持相对清洁，无破损，能持续有效矫正屈光不正，应尽量延长镜片的使用寿命，这种更换方式的接触镜称为传统型接触镜。

更换周期：硬镜为 3~5 年，透气硬镜为 1~2 年，软镜为 6~12 个月。

（2）定期更换型接触镜

此类镜片的使用期限为 1 周至 3 个月，镜片按常规方法进行护理，达到规定时限后，即可进行更换。

（3）抛弃型接触镜

此类镜片仅使用一次，每次取下即应抛弃，镜片无须用护理产品进行规范护理。按使用时限长短，可分为日抛、周抛、月抛。

6. 按镜片含水量分类

硬镜的含水量 <0.35%，透气硬镜的含水量 <2%，软镜的含水量一般为 30%~80%。对于软镜，按含水量可分为：低含水量，30%~50%；中含水量，51%~60%；高含水量，61%~80%。

 **相关链接**

接触镜按镜片加工工艺分类

接触镜根据镜片成形制造工艺的不同可分为：

1. 旋转成形

旋转成形是将镜片的液态材料注入旋转的凹模,根据镜片的屈光度,控制凹模的转速和旋转时间,并用紫外线照射,使材料发生聚合、固化,以得到符合形状、厚度、屈光度要求的镜片。

旋转成形的镜片表面光滑、质地柔软、中心厚度薄、佩戴舒适、透氧性好,但矫正散光的效果较差。

2. 切削成形

切削成形是将固态的纽扣状成形毛坯夹在精密计算机数控车床上,按设计要求车出镜片的内外曲面,再磨边、抛光。

切削成形适用于软性散光镜片和透气硬镜的制造。切削成形的镜片弹性模量高、耐用、使用寿命长,矫正视力清晰,矫正散光效果较好。

3. 铸模成形

铸模成形是将液态材料或固态的纽扣状成形毛坯放置在凸凹模之间,经凸凹模相对运动后,挤压成符合设计要求的内外曲面,然后再磨边、抛光。

铸模成形的生产效率高、成本低、重复性好,软性抛弃型镜片多采用此法制造。铸模成形镜片的弹性模量较大,矫正散光效果较好,但镜片较厚,透氧性稍差。

4. 综合成形

将以上生产工艺结合在一起,能够使镜片的使用性能取长补短。通常采用的工艺包括旋转切削工艺、铸模切削工艺等。

旋转切削工艺中,镜片的外表面采用旋转成形工艺完成,内表面则通过切削成形工艺完成。

铸模切削工艺中,镜片的内表面采用铸模成形工艺完成,外表面则通过切削成形工艺完成。

二、接触镜材料特性及常用材料

1. 接触镜材料特性

(1) 透光率

透光率是评定镜片材料光学性能的重要参数,大多数接触镜对可见光

（380～760 nm）的透光率为92%～98%。彩色镜片的透光率有所下降。

（2）折射率

接触镜的折射率与镜片含水量成反比。含水量越高，镜片折射率越低。故镜片的屈光设计要充分考虑镜片水合后的折射率。

（3）密度

接触镜的密度与折射率成正比，密度越高，折射率越高。

接触镜的材料密度宜小，否则镜片的自重和眼睑的作用会影响佩戴的稳定性，尤其是具有高屈光度及散光的接触镜。

接触镜密度小于1.1 g/mL为低密度，1.1～1.2 g/mL为中密度，大于1.2 g/mL为高密度。

（4）强度

材料在外力作用下，抵抗变形和破坏的能力称为强度。常用的强度指标有抗拉强度、抗弯强度、抗压强度、剪切强度等。接触镜在使用过程中要承受戴摘、清洗、揉搓的作用力，因此镜片材料的强度越大，镜片就越耐久。

（5）弹性、塑性与弹性模量

材料在外力作用下产生变形，当外力取消后恢复到原来形状和大小的特性称为弹性。若外作用力过大，在材料没有破坏的情况下，外力取消后不能恢复到原来的形状和大小，而保留变形的特性称为塑性。

弹性模量是指材料在弹性变形范围内，受外力变形后产生的应力值，单位为10^4 Pa。材料的弹性模量越高，其刚度越强，抗变形的能力越大，反之就越小。

接触镜的弹性模量高，镜片成形好，利于泪液透镜形成，矫正散光效果好，佩戴操作容易，但比弹性模量低且镜片材料柔软的接触镜舒适度差。

（6）亲水性与含水量

材料的水合能力称为亲水性，通常用含水量的百分比表示：

$$含水量 = \frac{镜片水合后质量 - 镜片水合前质量}{镜片水合后质量} \times 100\%$$

材料的亲水性由镜片材料中的亲水基团（羟基基团）所形成的亲水位点的多少来决定，通常可通过控制材料的亲水位点数量设计镜片的含水量。

含水量相同的镜片材料，吸收水和蒸发水的速度可能相差很远，这与材料的聚合方式及分子取向有关。水是氧气的载体，镜片的含水量越高，其透氧性越好，但镜片强度较差，易于损坏。

（7）表面湿润性与接触角

表面湿润性可用接触角来评估，即将一滴生理盐水滴在材料的水平表面上，液滴边缘切线与水平线的夹角就是接触角。接触角越大，接触面积越小，其湿润性也就越差；接触角越小，接触面积越大，其湿润性也就越好。

接触角的大小与材料的亲水性成反比。亲水软镜材料甲基丙烯酸羟乙酯的接触角一般小于30°，疏水材料硅氧烷甲基丙烯酸酯的接触角大于130°，聚甲基丙烯酸甲酯的接触角约为60°。

表面湿润性好的角膜接触镜，形成的泪液膜均匀、稳定，佩戴舒适，视力清晰。

（8）离子电荷与极性

接触镜材料成分中有一个或多个带电荷的化学基团，通常为负电荷，构成镜片的极性，称为离子性材料。材料组成中原子稳定，所带电荷在聚合物的内部，使得材料表面呈电中性，称为非离子性材料。

离子性材料的极性会增加镜片的湿润性，但缺点是易吸附泪液中带正电荷的沉淀物，在镜片表面形成沉淀物，难以清除。

非离子性材料惰性大，不容易结合带电粒子，所以沉淀物较少，清除也容易。但缺点是降低了对水的吸附力，因而镜片的湿润性较差。

（9）透氧性与氧气传导

接触镜材料必须有足够的透气性来保证角膜的氧气传递与二氧化碳的释放。评估镜片材料透氧性的指标有：

1）透氧系数。透氧系数又称透气值，是材料在指定温度、厚度和水化作用下的氧扩散和氧溶解系数。透氧系数是材料的一个内在特性，与材料厚度无关。当材料一定时，透氧系数是一个常数。

接触镜的透氧系数越高，材料的透氧能力越强。

2）透氧量。透氧量又称氧穿透值，是指一定厚度的镜片单位时间内允许氧气透过的量。

由于透氧系数只能评估材料的透氧能力，不能反映镜片厚度对镜片透氧的影响，故用透氧系数除以镜片厚度表达氧穿透值。计算中厚度单位为cm，通常取镜片的平均值。

镜片的厚度越大，透氧量越低，相同材料的正镜片透氧量比负镜片透氧量低。

3）等效氧性能。等效氧性能是评估接触镜在活体眼上的实际透氧性指标。它是以戴接触镜的角膜上皮含氧率与暴露在空气中的角膜上皮含氧率作比较，故又称等氧百分比值。

氧气在空气中所占的比例为21%，故等效氧性能指标为0~21%。暴露在空气中的角膜等效氧性能指标为21%。当角膜出现缺氧时，则表示镜片对透氧有阻碍，等效氧性能指标就下降。等效氧性能指标为10.5%，表明只有一半的氧气能通过镜片到达角膜。

2. 接触镜的常用材料

（1）硬镜材料

硬镜材料为聚甲基丙烯酸甲酯。折射率为1.49，含水量小于0.35%，透氧系数为0.2，弹性模量为15~20 MPa，密度为1.18 g/mL，镜片直径为7.0~9.5 mm。

聚甲基丙烯酸甲酯质地坚硬，光学性能佳，矫正角膜散光效果较好，加工容易，佩戴易操作，光学参数稳定，抗沉淀性好，镜片使用寿命长。但材料不透氧，舒适性差，适应时间长；镜片吸附性差，瞬目时镜片易掉落；久戴易引起角膜水肿、红眼、视力下降、角膜上皮损伤、角膜形状改变；光学区小，易产生眩光现象。

（2）透气硬镜材料

1）硅氧烷甲基丙烯酸酯。折射率为1.45~1.48，含水量小于2.0%，透氧系数为8~40，弹性模量为5~15 MPa，密度为1.11~1.15 g/mL，镜片直径为8.0~10.5 mm。

2）氟硅甲基丙烯酸酯。折射率为1.42~1.46，含水量小于2.0%，透氧系数为50~150，弹性模量为5~15 MPa，密度为1.16~1.20 g/mL，镜片直径为8.0~10.5 mm。

透气硬镜材料透氧性能极好，并发症少；有一定的硬度，矫正角膜散光效果较好；镜片有一定的弹性，佩戴舒适，瞬目时镜片不易掉落。但可塑性、湿润性、舒适感都不如软镜，且戴镜适应时间较长，镜片沉淀物较多。

（3）软镜材料

1）聚甲基丙烯酸羟乙酯。聚甲基丙烯酸羟乙酯材料含水量约为38%，柔软，可塑性强，表面有一定的极性，透氧系数为8.0~8.5。

2）甲基丙烯酸羟乙酯混合材料。其以甲基丙烯酸羟乙酯为基质，加入其他单体成分而成，具有改善镜片亲水性、透氧性、抗沉淀性等功能。材料因引入不同的化学成分，含水量及透氧系数可相差很大。

3）非甲基丙烯酸羟乙酯材料。其是以硬镜材料甲基丙烯酸甲酯为基质，加入其他单体成分而成的软性亲水性材料。目前，非甲基丙烯酸羟乙酯材料不断改良，含水量和透氧系数大幅度提高，是软镜中透氧性较高的材料之一。

软镜材料性能指标见表 6-1。

表 6-1　软镜材料性能指标

材料	低含水量材料	中含水量材料	高含水量材料
折射率	1.45～1.42	1.42～1.40	1.40～1.36
含水量 /%	35～50	51～60	61～80
透氧系数	8～11	16～28	30～45
密度 /（g/mL）	1.15～1.25	1.10～1.20	1.05～1.15
镜片直径 /mm	13.0～15.0	13.0～15.0	13.0～15.0

软镜材料的特点：比硬镜透氧性好；镜片柔软、弹性高，镜片直径大、与角膜吸附好，瞬目时镜片不易掉落；异物感小，佩戴舒适，适应时间短。但镜片表面极性强，容易吸附泪液中的沉淀物、致病微生物，导致眼部并发症；镜片材料强度低，镜片清洗、护理要求较高，使用寿命短；材料可塑性强，泪液透镜效果差，用球面矫正散光、屈光不正效果差。

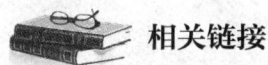 **相关链接**

接触镜材料的化学合成

1. 单体

用于合成高分子化合物的每一个低分子化合物称为单体。例如，高分子化合物聚氯乙烯是由许多氯乙烯单体聚合而成的。常见接触镜材料的单体见表 6-2。

表 6-2　常见接触镜材料的单体

名称	英文缩写	特点	用途
甲基丙烯酸甲酯	MMA	质硬，不亲水，不透氧	制作硬镜
甲基丙烯酸羟乙酯	HEMA	质软，亲水，中度透氧	制作软镜
硅氧烷甲基丙烯酸酯	SMA	质较硬，不亲水，高透氧	制作透气硬镜
氟硅甲基丙烯酸酯	FSA	质半硬，不亲水，高透氧	制作透气硬镜

2. 聚合物

高分子有机化合物的分子量非常大,而且都是由许多小分子单体以一定方式重复连接起来的,这个连接过程就是聚合。小分子单体也称链节,整个高分子聚合物就相当于由 n 个链节组成的又细又长的链条。这些高分子链有些呈线状,有些呈分支状,有些彼此纠缠、勾绕,能够通过化学键形成网状,呈交联结构。大多数的软镜材料都采用交联结构的聚合物。

聚合物根据每个链节内单体种类、数量的不同,可分为均聚物和共聚物。一个链节由一种单体组成,称为均聚物;一个链节由一种以上的不同单体组成,称为共聚物。大部分接触镜材料为了改善透氧性、亲水性、抗沉淀物性、强度、弹性、机械加工等性能,加入相应的不同单体材料,组成多元共聚物。

培训项目 4

眼镜商品销售

一、顾客的消费心理

1. 顾客的消费心理过程

顾客的购买决策是由其心理动机决定的。眼镜商品销售是否有效，取决于其能否有效影响与作用于顾客的消费心理。顾客的消费心理过程包括：

（1）认识过程

1）感觉。顾客通过感觉器官接收大量的商品信息，如眼镜的材质、色彩、款式、品牌、价格等，形成初步的印象，经过大脑的综合分析，进而决定是否购买。任何促销手段，只有通过较好的商品展示才可能达到预期的目的。

2）知觉。顾客要对商品掌握一定的知觉才能进一步作出相应的购买决策。认识过程的知觉有三个基本特征：

①整体性。顾客购买眼镜时会把眼镜的颜色、材料、款式等因素综合起来，从而构成一副眼镜的整体感知印象。

②理解性。顾客在选择镜片材质时会通过阅读商品说明书进行比较，并作出正确的选择。

③恒常性。顾客在选购眼镜时会通过过去经验、个人兴趣、个性倾向等因素作出选择。

3）注意。注意是人的心理活动对一定对象的指向和集中。注意具有选择及保持功能，分为有意注意和无意注意两种，并可相互转化。如顾客在琳琅满目的眼镜商品中专心致志地选择自己想买的商品为有意注意。通过巧妙利用刺激物的大小、强度、色彩、位置、功能等来增强顾客的注意，则为无意注意。

4）记忆。记忆是过去的经验在人脑中的反映。如顾客曾受过一位营销人员的热情接待，当再次购买眼镜时，重现情景的记忆表象会指导其再去购买。

5）想象。想象是指人脑改造记忆表象而创造新形象的过程。如顾客在选购眼镜时，会戴上眼镜对着镜子边欣赏边想象。顾客也会借助营销人员的介绍，通过想象加深对商品功能的理解。想象对于深化商品认识，推动顾客购买行为具有重要作用。

6）思维。思维是人脑对客观事物本质特征的概括反映，是人认识活动的最高阶段，可分为形象思维（利用直观形象对事物进行分析判断）和抽象思维（利用概念、推理和理论来认识客观事物）两种。

顾客在思维的广阔性、深刻性、独立性、灵活性、逻辑性、敏捷性等方面，都会表现出差异。

（2）情感过程

情感过程伴随着认识过程的发生和发展，是心理现象和心境状态产生、发展、变化的过程，通常具有两极性的特点，如愉快与忧虑、愤怒与安静等。

影响顾客情感变化的有商品、服务、环境三个因素。眼镜营销人员应根据顾客的表情、语言、行为等变化，判断顾客心理状态，及时调整服务方式，使顾客的情感向积极的方向发展。

（3）意志过程

意志过程是指顾客确定购买目标，通过一定的手段，克服困难达到预定目的的心理过程。

1）意志过程的基本特征

①顾客有明确的购买目的。

②顾客有排除干扰、克服困难的过程。

2）意志过程的三个阶段

①作出购买决策。顾客会广泛收集商品信息，比较权衡，排除干扰，作出购买决定。

②执行购买决策。顾客需要依靠意志努力，克服来自外部和内部的困难，排除干扰实行购买。执行是购买的关键阶段。

③评价购买决策。顾客通过使用商品，对其性能、质量、价格、外观等有更实际的认识，以此检验、评判购买决策。评价将直接影响顾客今后的购买行为。

2. 顾客的消费需求、购买动机及购买行为

（1）顾客的消费需求

顾客的消费需求具有如下特点：

1）多样性。顾客的性别、年龄、民族、职业、文化程度、社会阶层、宗教信仰、生活方式、个性心理等不同，消费需求也不同。

2）发展性。顾客的消费需求受社会发展、时代精神、社会风尚、自然环境改变等因素影响。

3）层次性。顾客的消费需求一般由低层次向高层次发展。特殊情况下，需求的层次顺序也可能变化。

4）联系性。顾客往往会购买连带商品。如买眼镜时可能附带购买眼镜盒、擦镜布等。经营相关的商品，不仅能给顾客带来方便，还能提高商品的销售量。

5）替代性。顾客的消费需求往往可以替代。如隐形眼镜可替代框架眼镜。

6）伸缩性。顾客的消费需求受因素影响可多可少。基本需求伸缩性较小，高层次需求伸缩性比较大。

7）可诱导性。顾客的消费需求是可以引导和调节的。如顾客可能受太阳眼镜广告的宣传影响，由不准备购买变为即时购买，将潜在的消费欲望变为现实消费行动。

（2）顾客的购买动机

1）顾客购买动机的类型

①生理性购买动机。建立在生理需要的基础上，具有明显、稳定、简单、重复、个体间差异小的特点。

②心理性购买动机。建立在心理需要的基础上，具有复杂、深刻、隐匿、多样化、个体间差异大的特点。

2）常见的顾客购买动机

①求廉购买动机。以追求商品价格低廉为目的。

②求实购买动机。以追求商品的使用价值为目的。

③求新购买动机。以追求商品的时尚新奇为目的。

④求美购买动机。以追求商品的艺术欣赏价值为目的。

⑤求名购买动机。以追求商品的品牌高档为目的。

⑥从众购买动机。以与相关群体中大多数成员的购买行为相同为目的。

（3）顾客的购买行为

1）购买行为的类型

①确定型。顾客在购买前已明确购买目标和要求，一旦商品符合要求，便毫不犹豫。

②半确定型。顾客在购买前已有大致购买目标，但不能提出具体要求，购买时会对同类商品进行比较，经较长时间考虑才能完成购买。

③不确定型。顾客在购买前没有明确的购买目标，碰到感兴趣的商品或许会购买。

④理智型。顾客在购买商品前经过周密的分析和思考，购买行为不受他人或外界因素的影响。

⑤冲动型。顾客没有明确的购买计划，购买行为易受外界因素的影响，依情感需要执行购买决策。

⑥习惯型。顾客有购买经验和使用习惯，对某些商品十分信任，购买商品迅速。

⑦疑虑型。顾客选购商品时细致、谨慎，在购买商品时犹豫不决，渴望得到营销人员的提示和帮助，易受外界因素影响。

⑧经济型。顾客选购商品以价格为标准，购买同类商品中价格低廉的商品。

2）购买行为的过程。购买行为的过程一般分为五个阶段，包括认识需要、信息收集、分析评价、决定购买、购后感受。

3. 不同顾客的消费心理

（1）儿童（11岁以下）顾客的消费心理特征

以生理性需求为主，购买目标明确，购买行为依靠父母、老师决定。随着年龄的增长，消费心理逐渐转变，选购商品越来越受外界因素影响。

（2）少年（11~17岁）顾客的消费心理特征

1）消费意识逐渐成熟。不愿受家长束缚，有独立的分析鉴别能力，期望逐步独立购买商品。

2）消费观念由家庭影响向社会群体影响转变。以同学、朋友、偶像的使用商品为购买目标，缺少相关商品知识的经验，购买迅速。

3）选购商品具有较强的好奇心。选购眼镜以时尚、奇特为出发点，注重商品的直观形象。

（3）青年（18~35岁）顾客的消费心理特征

1）追求时尚、新颖，崇尚美的享受。对新的眼镜产品购买欲望高，以领导时代新潮流为荣，看重名牌，肯多花钱购买商品。

2）追求个性独立，喜欢个性化商品。购买商品的见解独特，注重眼镜修饰与职业、爱好、个性形象的联系。

3）追求科学消费，善于对商品进行分析和探索。要求商品货真价实，购买反应灵敏，决策迅速。

(4) 中年顾客的消费心理特征

1) 理智消费，不感情用事。购买经验丰富，重视眼镜的性价比，随意性较小。

2) 精打细算，消费计划性强。从实用角度选购商品，物美价廉的商品能激发顾客的购买欲望。

3) 注重传统，成熟稳重。选购商品时更多地考虑他人的看法，与大众保持一致，以维护自己的形象。

(5) 老年顾客的消费心理特征

1) 心理惯性强。购买商品时按习惯行事，品牌忠诚度高，难以接受新的商品。

2) 注重商品质量。商品性能及使用方便是购买重点，价格一般不会成为购买障碍。

3) 自尊心强。购买商品时希望受到尊重和礼遇，要求良好的服务和适宜的购买环境。

4) 补偿消费心理。部分老年顾客有着与青年顾客类似的购买心理，即补偿过去未能实现的消费愿望。

(6) 女性顾客的消费心理特征

1) 爱美心理。女性顾客普遍存在一种保持青春美丽和增加修饰美的心理状态，挑选眼镜时注重眼镜的颜色、款式和外形。

2) 情感性心理。女性感情丰富，心境变化快，容易临时产生购买冲动。购买的商品具有种类繁多、价格低、花色款式变化频繁等特点。

3) 实惠心理。希望所购物品既能最大限度满足自己的某种需求，又物美价廉、经久耐用。

4) 求全心理较强。购买商品挑剔，会全面衡量利弊，易受外界环境因素影响，常常购买后出现遗憾心理，甚至产生退换货行为。

5) 自我意识和自尊心较强。购买过程中对别人的评价敏感，希望得到别人的认可和赞扬，不能容忍营销人员怀疑自己的常识和能力。

6) 炫耀心理。一些女性顾客希望自己比别人富有或地位高，追求高档次或款式典雅的商品来炫耀自己。

(7) 男性顾客的消费心理特征

1) 购买目的明确，果断性强。男性顾客购物时往往有明确的目标，碰到符合心理要求的目标时果断执行购买决策，将购买愿望迅速转化为购买行动。

2）购买自信心强。与女性顾客相比，男性顾客购买商品时的理智和自信要多一些，敢于冒险、富有主见，个性和独立性明显。

3）注重商品的整体质量。男性顾客购物多数为理性购买，购物时善于独立思考，很注重商品的使用效果，不会轻易受外界环境因素的影响。

4）力求方便、快捷。男性顾客一般很少逛商场，购买时不愿意在柜台前花很多的时间挑选商品。他们对商家出售商品时烦琐的手续、拖延时间的作风十分反感。

4. 消费心理的影响因素

（1）消费习俗对消费心理的影响

消费习俗是指一个地区或民族的人们在长期的经济活动与社会活动中约定俗成的消费习惯。消费习俗对消费心理的影响有以下几个方面：

1）形成习惯性购买。顾客受某种消费习俗的影响，购买具有一定的习惯性。

2）强化顾客的偏好与从众心理。长期固定、重复的购买使顾客形成偏好，放弃了自己的知觉判断。

3）影响顾客购买心理。新商品消费与消费习俗发生冲突时起阻碍作用，新商品消费与消费习俗有共同点时起促进作用。

（2）消费流行对消费心理的影响

消费流行是指众多顾客在一定时间和范围内出现广泛地追求某种商品或某个时尚的消费趋势，具有骤发性、集中性、群体性、周期性和变动性的特点。消费流行对消费心理的影响有：

1）引起顾客认知态度的变化。顾客怀疑和观望的态度向接受转变。

2）引起顾客心理驱动力的变化。顾客对流行商品产生盲目的购买驱动力。

3）引起顾客心理的反向变化。低价商品无人问津，高价商品一抢而空。

4）引起顾客消费习惯与偏好的变化。顾客改变消费习惯，转购流行商品。

消费流行分为流行酝酿期、流行高潮期、流行普及期、流行衰退期四个阶段，眼镜销售要把握顾客心理，在不同阶段采取不同的经营策略。

（3）其他因素对消费心理的影响

1）企业与产品的形象。顾客对企业形象、产品或服务的认知是影响购买心理的基本因素。

2）营销人员的形象。顾客对商品或企业是否信任，来自对营销人员的认知。对营销人员信任，才会对其所推销的商品产生信任感。

3）商品推介。这是影响顾客心理最直接的因素。采取正确的策略、有效的手段，令人信服地向顾客推介商品，才能使顾客打消疑虑执行购买行动。

4）人际关系与情感。感情融通、关系良好是影响顾客心理，最终使其执行购买决策的至关重要的因素。

5）购买群体的行为与倾向。顾客心理受相关群体消费观念、习俗等的影响，突出表现为从众购买、逐新购买等。

二、商务礼仪

1. 商务礼仪的含义与原则

礼仪在商务活动中的运用为商务礼仪，即商务人员在商务活动中表示尊敬、善意、友好等一系列行为的规范和惯用形式。

商务礼仪的原则包括：尊敬原则、真诚原则、平等原则、宽容原则、适度原则。

2. 接待礼仪

（1）称呼礼仪

称呼礼仪是指对顾客称呼时使用规范性礼貌语，可按年龄、职务、职业、职称等对顾客进行称呼。

（2）沟通礼仪

1）注意观察。通过观察可以了解顾客的信息和需求，如顾客的性别、年龄、职业、购物习惯等。

观察顾客的几个方面：脸部表情，了解顾客的喜好；穿着打扮，判断顾客的消费水平；行为举止，了解顾客的教养和文化水平；如有陪同者，通过观察大致分析出他们的关系，了解谁是购物的决策者。

2）用心倾听

①用心倾听的姿态。表情要专注，保持与顾客的眼神交流，同时配以微笑，身体微微前倾，适当地给予赞同、回应。

②用心倾听关键内容并回应。使顾客知道有人在听，同时验证和确定关键内容。

③用心倾听言语表达。根据顾客的言语表达判断其心情，根据口音了解顾客来自的地区及习俗，根据谈吐判断顾客的文化修养，根据语速了解顾客的性格。

3）语言运用

①"欢迎光临"，要大方、节奏适当地说出。

②"对不起"，要有歉意地说出。

③"让您久等了"，要以谦虚的姿态向顾客说出。

④"明白了"，要表达出自信和热情，并让顾客放心。

⑤"谢谢"，无论销售成交与否，都是最好的礼貌用语。

3. 通信礼仪

（1）电话礼仪

1）接电话礼仪

①本人电话。接听要及时，一般铃响应不超过三声。应对要谦和，先用问候语。聆听要仔细，并适时作出回应。通话结束要道别，且让对方先挂电话。如因事不宜长谈，应说明原因并约时间主动打电话给对方。

主次应分明，接待顾客期间一般不接电话。对很重要、需要接的电话要向接待顾客表示歉意，所接电话不宜深谈。接听电话时又有电话打进来，应对正在通话方略作说明后再去接另一个电话。

②代接电话。电话尽可能让本人接听，如来电者要找的人不在，可询问对方是否需要转告。若对方需要留言，要尽量做好记录，并复读一遍。

代接电话时要尊重隐私，不要随意猜测、乱传闲话，更不能有意旁听，随便插话打岔。未经本人同意，代接者不能把被叫人的手机号码告诉来电者。

2）打电话礼仪

①选择适当的时间。一般不宜在他人休息、用餐、临近下班时打电话。

②注意通话行为。通话前做好事先准备，以免忘事；通话声音不宜过大，与传声器距离约3 cm；通话结束时，放下电话要轻。

（2）电子邮件礼仪

电子邮件的特点是快而简。发件要注意：主题明确，利于收件人权衡轻重缓急；内容简洁，行文通顺便于阅读。另外，电子邮件可以作为法律依据，故用语要准确，发送要慎重，以免对企业造成不利影响。

4. 商务形象

（1）美发礼仪

女士头发不宜长过肩部，前面不挡住眼睛，长发不可随意披散，应盘扎起来。男士的头发前不及眼，左右不盖耳，后不及衣领。

应定期修剪、清洁头发，注意清理落在肩上的头屑，不要在顾客面前梳头，头发不宜染得过于艳丽。

（2）化妆礼仪

1）准则。以健康自然、鲜明和谐、扬长避短为准则。一般工作时间应化淡妆，力求表现自然、质朴。

2）注意事项

①颈部也应适当施粉，避免与面部出现明显界限。

②化妆后要及时补妆，但不要在众人面前化妆，最好在洗手间进行。

③不要借别人的化妆品，这样既不卫生，也不礼貌。

④男士不化妆，但要注意脸部的清洁，经常修剪鼻毛及胡须。

（3）服饰礼仪

1）男士服装要求。商务活动中，往往将西装作为正装或礼服，一般以深色、单色毛料西服套装为首选。

①穿前准备。应拆除商标，熨烫平整。

②西装纽扣。单排两粒扣西装，可扣上一粒；单排三粒扣西装，可扣中间一粒或上、中两粒；双排扣应把所有纽扣都扣上。

③西装衣袋。西装上衣两侧口袋不宜装东西，表面胸袋专装手帕，内里胸袋放笔、票夹和名片夹；西裤侧面的口袋只可放纸巾、钥匙等不太厚实的东西，后袋作为装饰，不放任何东西。

④西装与衬衣、皮鞋搭配。衬衣领应高出西装领口 1~2 cm，袖长应比西装衣袖长出 1~2 cm，下摆应均匀地掖到裤腰里。与西装搭配的皮鞋、袜子一般是深色、单色。

⑤领带。正式场合穿着西装应系领带。领带夹应夹在衬衣从上往下第四与第五粒纽扣之间，西装上衣纽扣扣好后，领带夹不宜被看见。

2）女士服装要求

①服装款式。女士服装款式繁多，但在职业活动中以套装最为适合。套装的上衣与裙子应采用同一质地、同一色彩的面料，以冷色调或格子、圆点、条纹等简单图案为主，不宜添加过多的点缀。

②套装的合理裁剪。上衣最短可以齐腰，裙子最长可达小腿中部，最短不短于膝盖上 15 cm。上衣的袖子以恰好盖住手腕为宜。

③套裙的搭配。搭配套装的鞋子应是黑色或与套装相协调的颜色，选择高跟

或半高跟的皮鞋。袜子应选择肉色、黑色、浅灰色、浅棕色的长袜,避免袜口暴露在外。另外,化妆、配饰要与套装的风格统一。

(4)仪态礼仪

1)站姿礼仪。身体挺直,双眼向前平视,嘴唇微闭,略带微笑,肩平且两臂自然下垂,左右手相搭放于小腹前。两脚跟靠拢,脚尖分开45°~60°,也可以男士双脚分开与肩等宽,女士以一条腿为重心站成"丁"字步。站累可稍休息,重心移动,但双腿始终保持直立。

面对顾客站立时,双手不能抱于胸前,更不能插入衣袋或夹香烟,不可抖腿、摇晃身体、东歪西靠。

2)坐姿礼仪。背对椅子轻坐下,上身自然挺直,肩平放松;腿可放在椅子正中或两边,两臂自然弯曲放于膝上或椅子扶手上。与顾客交谈时,身体适当前倾,一般只坐2/3椅面。

男士坐时,膝部可分开,但不应超过肩宽,不可跷二郎腿、两手插进两腿间和抖晃腿部;女士坐时,膝部不可分开。

3)走姿礼仪。上身基本保持标准站姿,双臂自然摆动,双脚行走基本为一条直线,脚步要轻且富有弹性和节奏。行走时弯腰驼背、步子太大或太碎、脚蹭地面、双手插口袋都是不可取的。

4)手势礼仪。看见熟悉的顾客可以举手致意,握手要用右手;手势不宜过多,切忌手舞足蹈;不能用食指指点别人,也不要用拇指指自己;作指引时使用手掌且掌心向上;递物品时要等顾客拿稳后方可放手,递刀剪等利器时尖端朝向自己。

三、眼镜销售策略

1. 产品策略

(1)产品概念

产品是指通过劳动向市场提供的能满足人们某种需要的事物。对于眼镜行业,产品无非是镜片、镜架、隐形眼镜、护理液等。产品概念包含三个层面:

1)核心产品层。能够满足消费者的基本需求和利益,即产品的功能和效用。企业要善于发现消费者需求,成为消费者利益的提供者。

2)形式产品层。即市场提供的有形产品的实体,包括产品质量、特征、品牌、包装等。产品在形式上的差异将影响消费者的购买决策。

3）附加产品层。即产品向消费者提供的全部附加利益和服务，如免费送货、退换货保证等。企业应重视有特色的附加产品的开发，增加产品市场竞争能力。

（2）产品生命周期与策略

1）导入期。产品刚进入市场，销售增长缓慢。企业应致力于扩大产品的知名度，使产品尽快被消费者接受。

2）成长期。产品被市场接受，销售进入增长期，市场竞争开始。企业应致力于最大限度地提高市场占有率。

3）成熟期。产品被大多数顾客接受，市场竞争激烈，销售增长率逐渐下降。企业应致力于维持市场领导者地位。

4）衰退期。产品市场需求减少，逐渐被淘汰，产品的销售量和利润均有所下降。企业应逐步让产品退出市场。

2. 品牌策略

（1）创立自主品牌

我国眼镜企业目前只有少数拥有自己的品牌。如果要获得市场主动权，避免受制于人，就必须走自主品牌之路。

（2）打造服务品牌

消费者对眼镜产品的认知度无法通过短暂的试戴去提高。所以，眼镜企业要让消费者感到价值，最有效的做法就是打造服务品牌。

服务要从消费者的需求出发，如给无心换眼镜的人一个微笑，给进店随便浏览的人免费清洗眼镜等，消费者自然会对眼镜店、眼镜品牌产生好感。

3. 价格策略

（1）"实价"策略

实行明码实价策略，给消费者一种价值安全感。另外，可以避免企业间的价格战。

（2）"折价"策略

折价的好处是给顾客提供购买的缓冲，满足顾客的求廉心理，让顾客在愉快中完成消费。

4. 推销策略

这里指的是人员推销。推销策略主要通过推销过程的几个步骤来实现：

（1）观察消费者

注意观察顾客，分析顾客的购买意愿。

（2）介绍产品

1）简明扼要。要用最简要、清晰、易懂的语言与顾客沟通，尽可能避免使用行业术语。

2）视觉手段。如眼镜的展示，让顾客试戴，看试戴后的效果等。

3）运用第三者的例子。所谓第三者的例子是指向顾客介绍那些已经成功使用产品或服务的顾客的例子。

（3）识别购买信号

1）语言信号。顾客表示愿意购买是成交的最佳时机；顾客开始询问价钱或交款方式时，应立即停止商品介绍，尽快促成交易；顾客询问商品更多细节问题时，则要把介绍的重点放在顾客感兴趣的点上，才能达成交易。

2）身体信号

①身体前倾，说明顾客在专心倾听介绍。

②眼睛眯着或手支下巴，是顾客在仔细倾听并思考的一种表现。

③频频点头，表明顾客已经积极参与进来。

④伸手触摸商品也是一种积极的表现。

（4）处理顾客异议

1）分析异议的产生。主观方面，顾客的偏见和习惯产生的异议较难消除。客观方面，顾客产生异议是产品质量、服务质量、售后服务处理出现了问题。

2）减少异议的产生。售货前充分准备，比如熟悉商品及存货数量、搜集产品方面顾客可能存在的异议，做到心中有数。

3）采用适当方法处理。首先认真听取顾客反映的意见，了解异议背后的真实想法。需要时，要对顾客的异议表示理解，多给顾客正面引导，千万不可和顾客发生争论。

（5）达成交易

1）直接请示成交法。用简洁的语言直接向顾客提出成交要求。例如，"我给您开发票了。""我把您要的规格写在订单上了。"

2）选择成交法。向顾客提出一些购买方案让顾客从中作出选择。例如，"您是付现金还是刷卡？""您是现在取货，还是过两天再来取？"

3）假设成交法。假设顾客作出购买决定，用一定的推销技巧来促进成交。例如，"您需要什么价位的镜架？""您想要什么颜色的镜架？"

4）敦促成交法。以货品的卖点促成销售。例如，"这款眼镜卖得很好，很难保证几天后还有货。""这个商品难得促销，今天买可以享受折扣。"

（6）后续工作

要使顾客对购买行为感到满意并继续消费，做好售后工作是非常重要的。比如，电话回访、建立顾客档案、及时给予购后指导和服务等。

思考题

1. 眼镜片的光学属性有哪些？
2. 热固性材料和热塑性材料的特性有哪些？
3. 镜片表面加膜处理有哪几种？
4. 光致变色镜片的种类有哪些？
5. 眼镜架规格尺寸有哪两种表示方法？
6. 接触镜可按哪些特征进行分类？
7. 接触镜的常用材料有哪些？
8. 接触镜材料的透氧性指标有哪些？各指标的含义是什么？
9. 顾客的消费心理包括哪几个过程？不同年龄顾客的消费心理有何特点？
10. 顾客的消费需求、购买动机及购买行为有哪些类型及特点？
11. 什么是商务礼仪？商务礼仪有哪些原则？
12. 接待顾客时，要注意哪些礼仪规范？
13. 什么叫作产品？不同的产品生命周期应实行哪些策略？
14. 人员推销有哪几个步骤？运用哪些技巧有利于达成交易？

培训模块 七
眼镜加工工艺基础知识

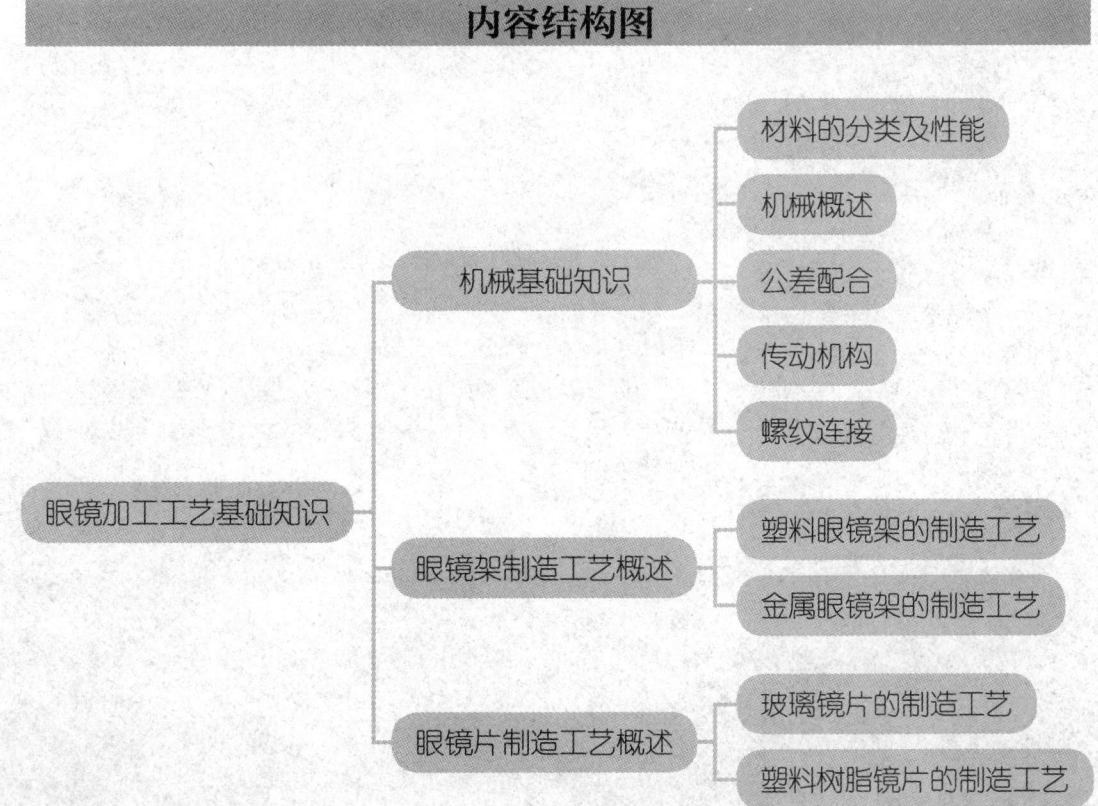

内容结构图

- 眼镜加工工艺基础知识
  - 机械基础知识
    - 材料的分类及性能
    - 机械概述
    - 公差配合
    - 传动机构
    - 螺纹连接
  - 眼镜架制造工艺概述
    - 塑料眼镜架的制造工艺
    - 金属眼镜架的制造工艺
  - 眼镜片制造工艺概述
    - 玻璃镜片的制造工艺
    - 塑料树脂镜片的制造工艺

培训项目 1

机械基础知识

一、材料的分类及性能

材料是机器和产品的物质基础。不同的材料有着不同的性能,这些性能决定了材料的使用范围及机器和产品的质量。

1. 材料的分类

自然界的化学元素可以分成金属与非金属两大类。其中,金属元素约占3/4。所以材料按其组成成分可分为金属材料和非金属材料两大类。

工业中,金属材料又分为黑色金属材料和有色金属材料两种。黑色金属泛指铁和铁碳合金(钢);有色金属泛指除钢铁以外的所有金属。

非金属材料的范围很广,如塑料、玻璃、陶瓷、木材、水泥、橡胶、油漆、皮革等。

不同的材料具有不同的性能和用途。如眼镜加工设备的材料以黑色金属为主,金属眼镜架的材料则以有色金属为主,眼镜片的主要材料为玻璃和归类于塑料的树脂。

2. 材料的性能

(1)力学性能

任何零件和产品在使用过程中都会受到外力的作用,如眼镜加工设备自动磨边机机头的镜片固定轴会受到镜片磨削转动的拉力、压力等的作用。在这些外力作用下,材料所表现出来的一系列特性和抵抗能力称为力学性能。力学性能包括:

1)弹性。材料受外力作用时产生变形,当外力去除后能恢复原来形状的性能称为弹性。材料在弹性范围内,应力与应变的比值,称为弹性模量,为工程上用来衡量材料刚度的指标。弹性模量数值越大,材料的刚度越大。

2)塑性。材料在外力作用下,产生永久变形而不致引起破坏的性能称为塑性。材料的塑性通常用断后延伸率和断面收缩率来表示。

断后延伸率是材料试样受拉伸断裂时，受拉伸长度与原试样长度之比的百分率。断面收缩率是材料试样受拉伸断裂时，断口处截面积的缩小量与原试样截面积之比的百分率。

材料的断后延伸率和断面收缩率数值越大，表明该材料的塑性越好。良好的塑性有利于锻压、冲压等塑性成形工艺。

3）强度。强度是材料在外力作用下，抵抗产生塑性变形和断裂的一种特性，也就是抵抗外力而不致失效的能力。按照作用力性质的不同，可分为抗拉强度、抗压强度、抗弯强度、抗剪强度、抗扭强度等。在工程上，常用来表示材料强度的指标有屈服强度与抗拉强度。

屈服强度是指材料发生屈服现象时的应力，它是材料抵抗微量塑性变形的抗力指标。抗拉强度是指材料在断裂之前所能承受的最大应力，它是材料抵抗大量均匀塑性变形的抗力指标。

屈服强度和抗拉强度是工程技术上最重要的力学性能指标，也是设计时绝大部分零件选用材料的依据。材料不能在超过其屈服强度的条件下工作，否则会引起该零件的塑性变形；材料也不能在超过其抗拉强度的条件下工作，否则会引起该零件的破坏。

4）硬度。材料抵抗更硬的物体压入内面的能力称为硬度。材料的硬度根据测定仪器的不同，可分为布氏硬度（HB）、洛氏硬度（HR）、维氏硬度（HV）等。测试出的数值越高，表明材料的硬度越大。

材料的硬度越高，其耐磨性也越好。由于硬度反应材料在局部范围内对塑性变形的抗力，所以硬度与强度之间有一定的联系，通常硬度越大，其强度就越高。

5）冲击韧性。材料抵抗冲击载荷的能力称为冲击韧性。冲击韧性的数值大小与很多因素有关，不仅受试样形状、表面粗糙度、内部组织等的影响，还与试验时周围的温度有关。因此，冲击韧性一般作为选择材料的参考，不直接用于强度的计算。

6）疲劳强度。材料在小于抗拉强度的重复交变应力（大小和方向不断改变）的作用下发生断裂的现象称为疲劳破坏。在无数次重复交变载荷作用下而不致引起断裂的最大应力，称为疲劳强度。

据统计，约有80%的零件失效都可归咎于疲劳破坏。

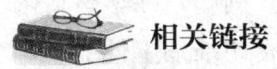 相关链接

材料在外力作用下变形的三个阶段

1. 弹性变形阶段

在应力（外力作用下，材料内部单位面积上的内力称为应力）不大的情况下，变形量随应力值增大呈正比例增加。在此阶段，当外力去除后，变形完全消失，此种变形称为弹性变形。

2. 弹-塑性变形阶段

当应力超过弹性极限时，在外力去除后，变形不能完全消失，而有残留变形存在，这些残留变形即为塑性变形。此阶段的变形通常由弹性变形和塑性变形两部分组成。

3. 断裂

当应力继续增大，材料在大量塑性变形后随即发生断裂，称为韧性断裂。脆性材料在断裂之前往往没有明显的塑性变形阶段，这种断裂称为脆性断裂。

（2）物理、化学、工艺性能

1）物理性能。材料的物理性能主要有密度（比重）、熔点、导热性、热膨胀性、导电性等。零件的用途不同，对材料物理性能的要求也不同。例如，要减轻眼镜质量，可选用密度小而强度高的钛金属；塑料眼镜架熔点低，在加温整形时要特别留意；眼镜架材料与眼镜片材料的热膨胀系数要接近，否则在温度变化时，极易出现镜片破裂或脱落现象。

2）化学性能。材料的化学性能是指材料在室温或者高温时抵抗各种化学作用的能力。主要指标有耐酸性、耐碱性、抗氧化性等。对于腐蚀介质，在高温下比在空气中或室温下腐蚀更为强烈。

眼镜戴在脸上，经常与汗水、皮肤分泌的油脂接触，眼镜架极易被腐蚀。选材上可选用防腐蚀性能强的材料，如纯钛、钛合金、不锈钢、K金或包金、塑料等。

3）工艺性能。工艺性能指材料是否容易被加工成形，是物理、化学、力学性能的综合指标。按工艺方法的不同，可分为铸造性、可锻性、冲压性、可焊性、切削加工性能等。

材料的工艺性能直接影响零件的制造方法和产品的质量。例如，纯钛材料因力学、理化性能优良是制造眼镜架的绝佳材料，但钛材的金属切削加工性能、焊接性能较差，给钛材眼镜架的生产带来困难，现在通过采用新型制造方法，钛材加工才得以实现。

二、机械概述

1. 机器和机构

（1）机器

机器的种类很多，如电动机、机床、汽车以及眼镜加工的磨边机等。它们的结构形式和用途虽然各不相同，但从其组成、运动方式和功能来看，具有以下共同特征：

1）机器是人工的物体组合。

2）各部分（实体）之间具有确定的相对运动。

3）能够转换或传递能量和信息，代替或减轻人力劳动。

（2）机构

机构是人工的物体组合，各部分之间具有一定的相对运动。机器与机构的区别主要是：机器能做有用的机械功或转换机械能，而机构只是完成传递运动、力或改变运动形式的实体的组合。机械包含机构，机构是机器的主要组成部分。如眼镜加工磨边机包含动力、传动、切割、冷却等机构。

（3）机械

一台单一的机器可以称作机械，一套复杂的成套设备也可以称作机械。机械就是实现某些工作任务的装备或器具，也是机器和机构的总称。如一套眼镜加工机械包括了中心仪、开模机及磨边机。

（4）构件、零件

构件是指相互之间能作相对运动的机件（实体）。例如，最简单的手工磨边机的带传动机构中，小带轮通过传动带带动大带轮，两带轮都有相对运动，均是构件。而每个带轮与其轴，以及联系带轮与轴的键，相互之间没有相对运动，所以不能看成构件。带轮、轴、键分别为带轮构件系统的零件。

2. 机器组成

机器的功能需要多种机构配合才能实现，按照各部分实体功能的不同，一台完整的机器通常由以下四个部分组成。

（1）原动机部分

原动机部分也称动力装置，作用是把其他形式的能量转变为机械能，以驱动机器各部分运动、工作。它是机器完成预定功能的动力源，常用的有电动机、内燃机等。

（2）执行部分

执行部分又称工作部分（装置），它是机器中直接完成具体工作任务的部分。例如，汽车的车轮、眼镜加工磨边机的砂轮组等。由于人们要求机械所完成的工艺动作很多，因此执行部分的形式与运动规律也多种多样。

（3）传动部分

传动部分是原动机部分和执行部分之间的联系机构，用以完成运动和动力的传递与转换。利用它可以增速、减速、调速等，从而满足执行部分的各种需求。传动部分在机器中占有重要地位，对机器的结构和外形都有重大影响。组成传动装置的零件和部件很多，如带、链条、齿轮、凸轮、连杆等。

（4）操纵或控制部分

这部分的作用是实现和反映机器的运行位置与状态，控制机器正常运行和工作。控制装置可采用机械、电子、电光、电气、光波等方式。

例如，眼镜片磨边机的机械原理：磨边机以电动机为原动机部分，通过带传动使执行部分——砂轮转动，磨削眼镜片的边缘。

简单的机器一般由原动机部分、执行部分和传动部分三部分组成，有的甚至只有原动机部分和执行部分。现代新型的自动化机器，如数控机床、全自动磨边机等，其操纵或控制部分（包括检测）的地位越来越重要。

3. 机械摩擦、磨损和润滑

摩擦学是研究两个相对运动表面间摩擦、磨损和润滑状态的一门科学。摩擦和磨损是自然界中的普遍现象。机器因摩擦产生运动，运动使零件磨损，影响机器使用寿命。

（1）摩擦

摩擦是两摩擦表面相互运动或有运动趋势时产生的机械和物理现象。按摩擦状态，即表面接触情况和油膜厚度，可以将滑动摩擦分为四大类：

1）干摩擦。两摩擦表面间无任何润滑剂或保护膜，即处于纯粹接触摩擦状态。

2）边界摩擦。两摩擦表面各附有一层极薄的边界膜，两表面仍是凸峰接触的摩擦状态。

3）液体摩擦。两摩擦表面完全被液体层隔开，表面凸峰不直接接触的摩擦状态。摩擦是在液体内部的分子之间进行，故摩擦因数极小。

4）混合摩擦。两摩擦表面间同时存在干摩擦、边界摩擦和液体摩擦的状态。

（2）磨损

磨损是摩擦造成的后果。磨损会影响机器的效率，降低工作的可靠性，甚至使机器提前报废。机器的磨损过程大致可分为三个阶段：

1）跑合阶段。在运转初期，摩擦副的接触面积小，单位面积上的实际载荷较大，因此磨损速度较快，而且在不断变化。但随着跑合的进行，实际接触面积不断增大，磨损速度在大于某一定值后，即转入稳定磨损阶段。

2）稳定磨损阶段。在这个阶段内，机件以平稳而缓慢的速度磨损，标志着摩擦条件保持恒定不变。这个阶段的长短代表着机件的使用寿命长短。

3）剧烈磨损阶段。经过稳定磨损阶段后，机件的表面遭到破坏，运动副中的间隙增大，引起额外的动载荷，出现噪声和振动，最终导致失效。这时必须停机更换零件。

（3）润滑

润滑是减少摩擦和磨损最有效的技术性措施。在摩擦表面间加入润滑剂的主要作用是改善摩擦、减轻磨损，同时还能减振、防锈，液体润滑剂还能带走摩擦热、污物等。润滑剂主要有以下四种类型：

1）液体润滑剂。包括矿物油（石油产品），动、植物油，合成油（如磷酸酯、硅酸盐酯、氟化物等）。

2）气体润滑剂。最常见的是空气，此外还有氢气、水蒸气、液态金属蒸气等。

3）润滑脂。为使润滑剂保持在摩擦表面，用稠化剂将润滑剂稠化成膏状物质，称为润滑脂。稠化剂可使用各种金属皂以形成不同皂类的润滑脂。

4）固体润滑剂。包括无机化合物（石墨、二硫化钼、硼砂等）与有机化合物（金属皂、动物脂等）。常将固体润滑剂粉末与胶黏剂混合使用，也可以与金属或塑料等混合后制成自润滑复合材料使用。

三、公差配合

1. 基本概念

（1）互换性的概念

在机器或产品装配时，对于同一规格的零部件任取其中一件，不需作任何的修配就能进行装配，并满足使用性能要求。这种零部件的技术特性称为互换性。这些零部件称为互换性零部件。

互换性通常包括几何参数（如尺寸）和力学性能（如硬度、强度）的互换，这里仅讨论几何参数的互换，如眼镜架铰链螺丝等以规格相同而互换。

（2）加工误差及公差

要使零件具有互换性，就必须保证零件几何参数的准确性。但在实际生产过程中，由于设备精度、刀具磨损、测量误差以及人工操作水平等因素的影响，相同规格零件的几何参数不可能绝对准确无误。零件加工后几何参数（尺寸、形状和位置）的差异称为加工误差。而要使零件具有互换性，可允许零件的几何参数有一个变动量，也就是加工误差的一个允许范围，这个允许的变动量称为公差。它包括尺寸公差、形状公差和位置公差。

不同的两个零件装配在一起，比如，相同尺寸的轴与孔装配，有的要求松动一点，有的要求紧密一点，这种松紧程度的要求就是一种配合关系。公差与配合是相互联系的。

2. 基本术语

（1）尺寸

以特定单位表示线性尺寸的数值称为尺寸。它包括直径、半径、宽度、中心距等，但不包括用角度表示的角度量。

（2）公称尺寸

设计人员根据零件的使用要求、材料、结构等，通过计算或试验而确定的尺寸称为公称尺寸。它是机械零件加工给定的尺寸。

（3）实际尺寸

通过测量获得的尺寸称为实际尺寸。在测量过程中，总有测量误差的存在，因此，实际尺寸并不一定是尺寸的真实值。

（4）极限尺寸

尺寸允许变动范围的两个界限值称为极限尺寸。它是公称尺寸允许变化的范围。两个界限中较大的称为上极限尺寸，较小的称为下极限尺寸。零件的实际尺寸要在这两个极限尺寸限制的范围内。

（5）尺寸偏差

某一尺寸（实际尺寸或极限尺寸）减其公称尺寸所得的代数差称为尺寸偏差。

（6）尺寸公差

尺寸公差（简称公差）为上极限尺寸与下极限尺寸的差值，它是尺寸允许的变动量，也等于上极限偏差与下极限偏差的差值。

（7）尺寸公差带

以公称尺寸为零线，由上下极限偏差的两条平行直线所限定的区域称为尺寸公差带（简称公差带）。为简化起见，用图表示公差带，称为公差带图。

（8）配合

配合指公称尺寸相同的、相互结合的孔和轴公差带之间的关系。

根据相互结合的孔、轴公差带的不同情况，有以下三种配合：

1）间隙配合。具有间隙（包括最小间隙等于零）的配合。

2）过盈配合。具有过盈（包括最小过盈等于零）的配合。

3）过渡配合。可能具有间隙，也可能具有过盈的配合。

四、传动机构

把运动从原动机部分传递到执行部分，把运动从机器的这部分机件传递到那一部分机件叫作传动。

1. 传动的方式

传动的方式有很多，包括机械传动、液压传动、气压传动及电气传动。传动机构最常用的方式是机械传动。

（1）机械传动

机械传动通常是指作回转运动的啮合传动和摩擦传动。它采用带轮、齿轮、链轮、轴、蜗杆与蜗轮、螺母与螺杆等机械零件组成的传动装置，即采用带传动、齿轮传动、链传动、蜗杆传动与螺旋传动等装置来进行功率和运动的传递。

（2）液压传动

液压传动是采用液压元件，利用液体（油或水）作为工作介质，以其压力进行功率和运动的传递。

（3）气压传动

气压传动是采用气动元件，利用压缩空气作为工作介质，以其压力进行功率和运动的传递。

（4）电气传动

电气传动是采用电力设备和电气元件，通过调整其参数（电压、电流和电阻）

实现运动或改变运动速度。

以上四种传动方式在现代传动装置中充分发挥着各自的特点和作用。

2. 常见传动方式的组成与特点

（1）带传动

1）带传动的组成。带传动由主动带轮、从动带轮和紧套在两轮上的环形带组成，如图7-1所示。带传动工作时，依靠带和带轮之间的摩擦力来传动。

带传动按带的横截面形状分为平带、V带、圆带和多楔带（若干个V带组合）传动。

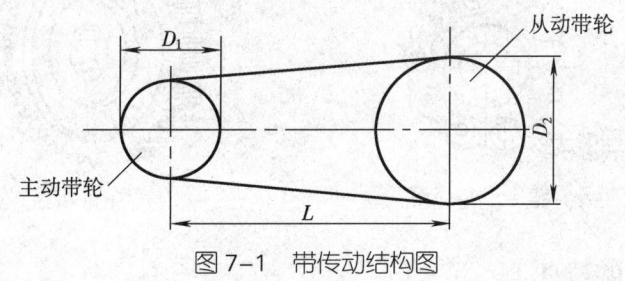

图7-1　带传动结构图

2）带传动的特点

①带有良好的弹性，能起到缓冲、吸振作用，传动平稳，噪声小。

②过载时有打滑现象，可防止零件损坏，起安全保护作用，但不能保证传动比的准确性。

③结构简单，制造容易，成本低，适用于两轴中心距较大的场合。

④外廓尺寸较大，传动效率较低。

（2）链传动

1）链传动的组成。链传动由同一轴线的主动链轮、从动链轮和一条闭合链条组成。如图7-2所示，链传动工作时，依靠链节与链轮齿间的不断啮合和脱开而传动。

2）链传动的特点

①与带传动相比，无弹性滑动和打滑现象，平均传动比准确，效率较高。

②传递功率大。

③所需张紧力小，作用于轴上的压力小。

④能在高温、多尘、潮湿、有污染等恶劣环境中工作。

⑤仅限于两平行轴间的传动。

⑥成本高，易磨损，易伸长，传动平稳性差。

⑦传动时会产生附加载荷、振动、冲击和噪声。

（3）齿轮传动

1）齿轮传动的组成。齿轮传动由主动齿轮、从动齿轮和支承架组成，如图7-3所示。齿轮传动借助于齿轮上的齿依次啮合进行传动，属于直接接触啮合传动。

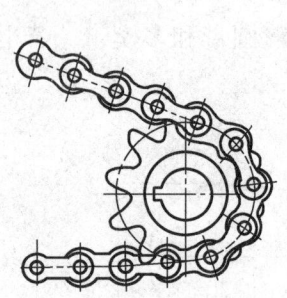
图7-2 链传动结构图

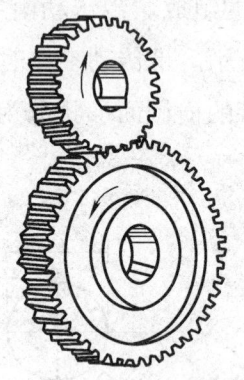
图7-3 齿轮传动结构图

2）齿轮传动的特点

①传递功率和速度范围大。

②能保证瞬时传动比恒定，平稳性高，传递运动准确可靠。

③结构紧凑、工作可靠，可实现较大的传动比。

④传动效率高，使用寿命长。

⑤齿轮的制造、安装要求高。

（4）螺旋传动

1）螺旋传动的组成。螺旋传动主要由螺杆、螺母和支承架组成，如图7-4所示。螺旋传动是把旋转运动变为直线运动的一种传动。

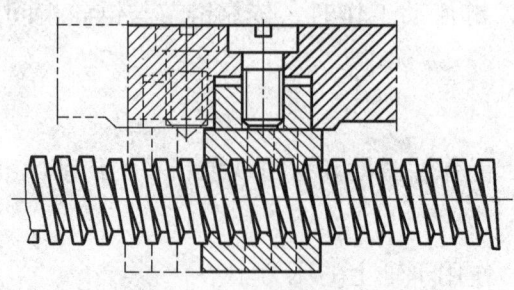
图7-4 螺旋传动结构图

2）螺旋传动的特点

①结构简单，工作连续。

②传动精度高，易于自锁。
③承载能力大，平稳，无噪声。
④磨损大，效率低。

五、螺纹连接

螺纹是在固体外表面或内表面的截面上的均匀螺旋线形状的凸起。螺纹连接是利用具有螺纹的零件将需要相对固定的零件连接在一起。螺纹连接在人类生产、生活中运用普遍，眼镜架也使用螺纹连接。

1. 螺纹的分类

按螺旋线绕行方向，螺纹分为左旋和右旋；按螺纹线数，螺纹分为单线、双线和多线；按螺纹在圆柱外表面或内表面，分为外螺纹和内螺纹；按螺纹的截面形状，分为三角形、矩形、梯形和锯齿形螺纹。

2. 螺纹连接基本类型

（1）螺栓连接

螺栓穿过被连接件的通孔后在另一端配有螺母，连接和拆卸都方便。螺栓连接在无框眼镜上应用较多。

（2）双头螺柱连接

螺柱两端都有螺纹，一端与螺母配合，另一端与被连接件配合，拆卸时只需拧下螺母。

（3）螺钉连接

螺钉不配有螺母，直接拧入被连接件内的螺纹孔中，结构简单，但不宜经常装拆，以免损坏孔内螺纹。

（4）紧定螺钉连接

螺钉的末端与被连接件的表面顶紧，用以固定两零件的位置，并可传递不大的力或转矩。螺钉在眼镜架铰链上应用较多，虽多数为非标准件，但行业有统一的尺寸要求。

3. 螺纹连接的预紧、防松和失效

螺纹连接在装配时要拧紧，起到预紧作用，工作时要防止松动。

（1）预紧

预紧的目的是防止工作时连接出现缝隙和滑移，以保证连接的紧密性和可靠性。通常拧紧的力矩由操作者手感决定，若控制不当，会将直径小的螺栓拧断。

对于重要连接，需计算拧紧力矩，并由指针式扭力扳手控制预紧力矩。

（2）防松

在静载和恒温条件下，普通螺纹自锁可靠，不会松动。但如受冲击、振动、变载或温度变化，会使螺旋副间的预紧力瞬时消失，导致连接失去自锁性而松动。

防松措施的目的主要是阻止内外螺纹间产生相对运动。最简单的方法是使用双螺母、弹簧垫圈、尼龙垫圈、自锁螺母等摩擦防松。

（3）螺栓连接的失效形式

普通螺栓的主要失效形式是螺栓杆或螺纹部分的塑性变形和断裂；铰制孔用螺栓的失效形式是螺栓杆被剪断、螺栓杆或孔壁被压溃，经常拆卸时会因磨损产生滑扣。

培训项目 2

眼镜架制造工艺概述

一、塑料眼镜架的制造工艺

1. 铣削成形——醋酸纤维板材眼镜架生产工艺

醋酸纤维板材眼镜架简称板材眼镜架。在实际销售中,有些眼镜店营销人员把板材眼镜架介绍成有别于塑料眼镜架的另一类眼镜架,甚至否认板材眼镜架就是塑料眼镜架的一种。其实,板材眼镜架与注塑眼镜架同属塑料眼镜架大类。

板材眼镜架是指用切削加工生产方法成形的塑料眼镜架,即把塑料板材根据模型用专用铣刀铣削成形,制成眼镜架的镜框与镜腿。

(1)镜框的成形

把塑料板开成条料→把条料落料成镜框块料→铣刀仿铣内圈→仿铣外圈→仿铣鼻梁→仿铣反面→仿铣正面→滚光(在滚光机内,镜框与磨料旋转冲击,消除切削痕)→粗抛光→热置铰链→(装角花)→(装托叶)。

(2)镜腿的成形

开料→落料→射芯(高频定向加热镜腿中心,软化后用压力将金属芯射入)→仿铣外形→滚光→粗抛光→热置铰链→(装角花)→铣去多余桩头。

(3)眼镜架的组装

镜框+镜腿→装螺钉→弯腿→精抛→整形→检验→包装→入库。

2. 注塑成形——注塑眼镜架生产工艺

注塑眼镜架的生产是把塑料树脂粒子加入注塑机,电热熔融后注射入眼镜架模具的型腔,冷却后取出成形镜框、镜腿的方法。

(1)镜框的成形

注塑机将熔融的塑料黏流液沿喷嘴注入模具→保压→冷却→开模取出镜框→清除浇口→滚光→抛光→热置铰链。

(2)镜腿的成形

注塑→保压→冷却→开模取出镜腿→清除浇口→滚光→抛光→热置铰链→切除多余桩头。

(3)眼镜架的组装

镜框+镜腿→装螺钉→(染色或喷花)→弯腿→整形→检验→包装→入库。

二、金属眼镜架的制造工艺

1. 眼镜零部件的加工制作

(1)镜圈

成形边丝→绕圈成形(手动、气动或全自动)→整形。

(2)镜腿

圆盘线材→校直→落料→腿部减径(桩头处直径大,腿末端要细些)→切头(使细端长度一致)→清洗干燥→冲扁桩头(桩头与腿连接部位)→切头尾→铣开封槽(确定铰链位置)→退火→抛光→桩头压弯。

(3)鼻梁

圆盘线材→校直→落料→压弯→压花→滚光→清洗干燥→双刀铣边(使鼻梁与镜圈连接处接触面积增大,外形相近)。

(4)其他辅件

其他辅件包括锁紧管、铰链、托叶、托叶梗等小零件,许多工厂都是外协加工或从市场购买。

2. 焊接

焊接是金属眼镜架制造中的主要加工环节之一,每副眼镜架上有14~20个焊接点。金属眼镜架实质上是把冲压成形的各零件用焊接的方法组装成眼镜架。

眼镜架的焊接一般采用硬钎焊(钎料的熔点高于450℃,有较高的焊接抗拉强度),即被焊接的两金属零件间被熔点低的钎料熔化后借毛细作用填满,成为不可拆卸的接头。

目前常用的钎料为银基钎料,含银量为55%~57%,熔点为565~660℃。与钎料配套使用的还有钎剂,主要作用是去除焊接处的氧化膜,使被焊接金属与钎料结合良好。

(1)镜圈焊接及后处理

1)镜圈被装上夹具定位→焊锁紧管→镜圈压弯。

2）两镜圈被装上夹具定位→焊鼻梁→焊托叶梗。

3）锁紧管V形切割（角度120°）。

（2）镜腿焊接及后处理

1）镜腿被装上夹具定位→焊铰链。

2）镜腿被装上夹具定位→铣合口→桩头铣边（使镜腿桩头处与镜圈连接处形状相近）。

（3）镜圈与镜腿焊接及后处理

1）镜圈、镜腿被装上夹具定位→焊桩头。

2）上锁紧管螺钉→整理。

3）眼镜架滚光（滚光是用磨料对滚筒内眼镜架作微小切削，去除加工痕等微小缺陷）→抛光（由工人对滚光后遗留的局部缺陷进行抛光）。

3. 电镀

（1）电镀作用

电镀可增加金属眼镜架的光亮度、耐腐蚀性和硬度，改变金属原有的色泽，保持金属感，给眼镜架穿一件漂亮而时尚的外衣。

（2）电镀原理

把被镀眼镜架接上阴极，浸入电镀液中，在直流电作用下，电镀液中的金属阳离子移向阴极上的被镀件，形成致密的电镀层。

（3）金属眼镜架镀前质量要求

镀前质量对电镀质量起决定性的作用。要求被镀件表面光滑清洁，即没有毛刺、刀痕、氧化皮、油污。

（4）镀前清洗

用10%的硫酸洗去氧化皮，用10%的肥皂粉液去除油污，一般要进行三次除油清洗，最后用纯水漂净眼镜架上的清洗液。

（5）电镀流程

活化金属眼镜架表面（使金属眼镜架容易与电镀液发生反应）→底镀层（酸性亮铜用于白铜架，冲击镍用于镍合金）→中间镀层（光亮铜、光亮镍）→表面镀层（镀K金、钯镍合金、黑铬等）。

（6）注意事项

1）电镀时，要保证电镀时间和电镀液浓度，使电镀层厚度达到规定要求。

2）被镀件出槽时，必须严格清洗。避免不同性质的电镀液互相污染。

3）在电镀过程中，不得用手指擦拭眼镜架，以免影响镀层与镀层间的结合力。

4．喷漆

喷漆工艺流程简介：

上喷漆架→配色→喷漆→烘烤→卸架→检验入库。

5．最终组装

（1）装托叶，装衬片（撑片）。

（2）装脚套，温弯脚套。

（3）整形

1）俯视镜圈，上下边丝重叠，误差不超过 1 mm。

2）镜圈倾斜度为 7°～15°，外张角为 80°～95°，水平弯曲角为 175°～180°。

3）两镜腿接头角一致，做到三平（正放平、倒放平、镜腿合拢平）。

（4）包装入库。

培训项目 3

眼镜片制造工艺概述

一、玻璃镜片的制造工艺

1. 光学玻璃镜片的热加工

光学玻璃目前采用连续熔化一次成形工艺加工成镜片毛坯，生产工艺流程为：配料→熔炼→压形→退火→检测入库。下面对各生产工序进行简介。

（1）配料

影响光学玻璃质量的因素很复杂，而原料的配制是主要的影响因素，必须严格加以控制。配料称量时，极小的误差都会引起折射率及性质的改变。原料按配方称量后，在混料机中混合均匀后装袋。

（2）熔炼

熔炼包括熔化、澄清、调整匀化、分配四个步骤。

1）熔化。用电、煤气或天然气加热池炉，使原料熔化为黏液态。

2）澄清。原料熔化后产生大量气泡，必须进行脱泡处理。气泡上升速度与玻璃液黏度成反比，而黏度与温度成反比，所以，通过提高温度使玻璃液黏度下降来加快脱泡。

3）调整匀化。调整是指通过降温来增大玻璃液黏度，使其满足成形要求。匀化是指把澄清池中温度高而黏度小且料质不均匀的玻璃液在调整匀化池中充分搅拌，使料质均匀并达到光学质量要求。在调整匀化池中一边降温，一边不停搅拌。

4）分配。玻璃液由铂金供料管精确控制温度，以调节玻璃液的黏度及流量，流出后用特种钢制的剪刀切成符合重量要求的料滴。

（3）压形

将具有合适黏度及质量要求的玻璃液料滴注入模具型腔内，经自动压形机压制形成镜片毛坯。

（4）退火

将镜片毛坯从装置中取出，使其脱离模具再进入网带退火炉，镜片毛坯重新被加温到退火温度，保持一段时间，然后按照控制的速度降温以消除镜片的内应力。

（5）检测入库

镜片毛坯退火消除内应力后，应进行各项光学、物理特性及外观质量的检测，剔除不合格产品。检测的主要项目有折射率、内应力、条纹、气泡、直径、曲率、中心厚、边缘厚等。

2. 光学玻璃镜片的冷加工

光学玻璃镜片冷加工的生产工艺流程为：毛坯→粗磨（铣削）→精磨、抛光。下面对各生产工序进行简介。

（1）毛坯

在批量生产中，采用型料毛坯进行加工，以减少研磨工作量。一般毛坯凸面镜度与加工镜度相近，毛坯凹面镜度小于加工镜度。

（2）粗磨（铣削）

国内外的粗加工采用铣磨机床进行单片磨削。其磨削原理为：金刚石磨轮轴线与镜片工作轴轴线成一夹角，相交于原点，各自绕轴线旋转，两个运动结合在一起，就磨削出镜片所需的球面曲率半径。球面屈光度发生变化时，只需要调整夹角即可。

（3）精磨、抛光

精磨与抛光采用同一种设备，只不过磨料不同。精磨采用金刚石丸片，抛光采用聚氨酯、氧化铈抛光片。

精磨与抛光采用专用模具，凸模加工镜片凹表面，凹模加工镜片凸表面，模具表面曲率与加工镜片曲率基本相同。

二、塑料树脂镜片的制造工艺

1. 热固性塑料树脂 CR-39 镜片的制造

热固性塑料树脂 CR-39 镜片的生产工艺流程为：配料→模具准备→注料→烘箱固化→脱衬圈→烘干→取片→去应力→检测。以下对各生产工序进行简介。

（1）配料

把 CR-39 单体（液态）与催化剂（微量）混合，搅拌均匀。

（2）模具准备

模具由凸模、凹模、衬圈、夹子组成。

凸凹模均由光学玻璃制造，凸模工作面的曲率决定镜片凹表面的镜度，凹模工作面的曲率决定镜片凸表面的镜度。

衬圈起固定凸凹模及控制凸凹模表面间隙的作用。

夹子能给凸凹模一个夹紧力，防止注料时溢料。

（3）注料

把配好的CR-39混合料注入模具凸凹模型腔内，排放在烘架上。

（4）烘箱固化

把注好料排放在烘架上的模具推入烘箱，在适当的温度中，加热一定时间，使CR-39混合料固化。

（5）脱衬圈

从烘箱内取出模具后，去除夹子、衬圈，并对凸凹模及镜片外边缘进行清洗。

（6）烘干

把清洗后的凸凹模放入烘箱，烘干水分。

（7）取片

1）趁热打开凸凹模，取出镜片放在烘架上。

2）把凸凹模工作面用压缩空气吹干净，重新组装模具。

（8）去应力

把取出的镜片放入烘箱，加热到一定温度，保温一段时间，然后随炉冷却，以减小CR-39镜片的内应力。

（9）检测

把去应力后的CR-39镜片送到检测部门按标准对镜片进行测试，检测的主要项目有屈光度、表面粗糙度、气泡、厚度、直径等。

2. 热塑性塑料树脂PC镜片的制造

热塑性塑料树脂镜片的制造，是用注塑机把热塑性塑料树脂及添加剂加热熔融后，注入金属模具的镜片型腔，冷却后开模取出镜片，送入烘箱去应力即成。PC镜片、PMMA镜片、PS镜片等都是用此方法制成的。

思考题

1. 材料的力学性能有哪些？各性能的含义是什么？
2. 什么是机器？属于眼镜加工的机器有哪些？
3. 机器由哪几部分组成？各部分的名称是什么？
4. 机器的摩擦起什么作用？摩擦对机器有什么影响？
5. 机器的润滑有哪些作用？润滑剂有哪几种类型？
6. 互换性的概念是什么？
7. 什么是公称尺寸、极限尺寸、尺寸偏差、尺寸公差、配合？
8. 机械传动中，带传动有哪些特点？
9. 眼镜架上的螺纹连接有哪几种类型？
10. 螺纹连接中的预紧、防松有哪些方法和措施？
11. 简述金属眼镜架电镀的原理与作用。
12. 简述热固性塑料树脂 CR-39 镜片的制造工艺流程。

参考文献

1. 徐广第. 眼科屈光学［M］. 4版. 北京：军事医学科学出版社，2005.
2. 瞿佳. 视光学理论和方法［M］. 北京：人民卫生出版社，2004.
3. 瞿佳. 眼镜学［M］. 3版. 北京：人民卫生出版社，2017.
4. 宋慧琴. 眼应用光学基础［M］. 北京：高等教育出版社，2005.
5. 吴燮灿. 实用眼镜光学［M］. 北京：北京科学技术出版社，2007.
6. 李景镇. 光学手册［M］. 西安：陕西科学技术出版社，2010.
7. 梅满海. 实用眼镜学［M］. 天津：天津科学技术出版社，2000.